改訂

起立性調節障害の子どもの日常生活サポートブック

田中 英高
Hidetaka Tanaka

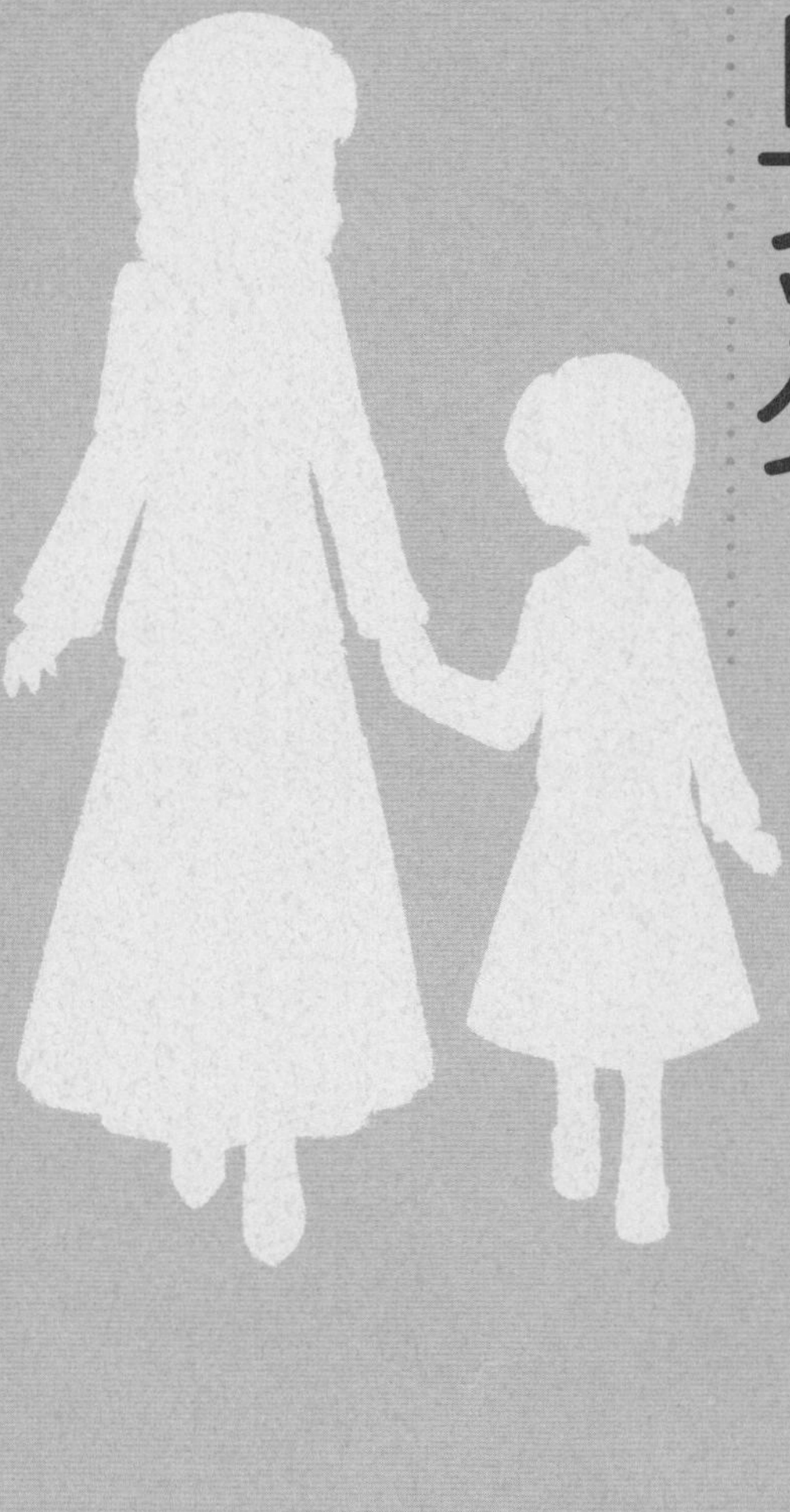

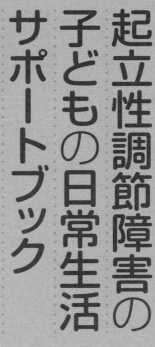

中央法規

改訂にあたって

本書『起立性調節障害の子どもの日常生活サポートブック』の初版を出版してからすでに約6年が経ちました。全国的に起立性調節障害の認知度も高くなってきたようです。保護者や学校関係者においても、起立性調節障害という病名を知っているだけではなく、どのような症状があるのか、どのように対応したらよいのか、具体的な知識をもつ方が増えてきたように思います。初版が出版された当時とは隔世の感があり、起立性調節障害の社会啓発に本書が少しは役に立ったのではないかと、著者としてうれしく思っています。

またこの数年で、高校もかなり様変わりしてきました。最近では通常の全日制高校のほかに、定時制高校（夜間だけでなく、午後も選べる多部制もある）や通信制高校などの学校が数多く設立されました。そのおかげで高校進学の選択肢が格段に増えました。これは中学を卒業しても登校が困難な子どもにとっては、とても好ましいことです。このような時代背景と、さらに日本小児心身医学会が小児起立性調節障害診断・治療ガイドラインを改訂したことから、本書も一部改訂することになりました。第４章は、『子どもの自主性を育むには』と題して新しく執筆しました。起立性調節障害の子どもへの対応がより上手にできるように参考にしていただければ幸いです。

ＯＤ低血圧クリニック田中院長
日本小児心身医学会前理事長
田中英高

目次

第3章 起立性調節障害の子どもの高校進路選択ケーススタディ

第4章　子どもの自主性を育むには

第5章 高校進学以後の留意点

はじめに　本書の執筆にあたって

本書をお読みの方のなかには、中学生、高校生の保護者の方が、たくさんおられるのではないかと思います。特に、中学3年生で起立性調節障害（Orthostatic Dysregulation：OD）に罹病している方は、高校の進路選択、そして、その後の将来について大変お困りになっておられることでしょう。

私は以前、本書の初版に先駆けて、『起立性調節障害の子どもの正しい理解と対応』という書籍を出版しました（中央法規、二〇〇九）。同書は、起立性調節障害という疾患の全般的な知識を、日本小児心身医学会がまとめた『小児心身医学会ガイドライン集――日常診療に活かす4つのガイドライン』（南江堂、二〇〇九）に沿って、やさしく解説したものです。（同ガイドライン集は二〇一五年に改訂されたため（『小児心身医学会ガイドライン集（改訂第2版）――日常診療に活かす5つのガイドライン』（南江堂、二〇一五））、それに合わせて本書も前書とともに改訂しました）。

前書では、起立性調節障害の診断と治療について広く知っていただくことを目的として執筆しました。起立性調節障害は、一般社会での認知度はまだ高くありません。どのような病気なのか、子どもをもつ保護者や学校の教師も知らない方のほうが圧倒的に多いのです。自分の子どもや受けもちクラスの子どもが起立性調節障害と診断されても、初めて聞く病名なので最初は心が動揺するのですが、夜には元気にしている姿を見ると、〝本当に病気なのか〟と疑ってしまいます。そして適切な対応が遅れて病状が悪化することになります。そのような混乱を少なくするための目的が前書にはありました。

しかし、起立性調節障害の子どもと家族にとって最大の障壁は、発症してしばらく経ってからやって来ます。それは中学卒業、高校などの進路選択という人生の重大な節目に起こります。なぜなら、起立性調節障害の症状が激しい子どもでは、午前中の体調不良が著しく、中学3年生になっても遅刻や欠席を繰り返し、あるいはほとんど不登校状態になることもあるからです。このままで高校に行けるのでしょうか？　高校に進学したけれど欠席ばかりで留年してしまいました、という声を聞くたびに、私の心は痛みました。

次にそのようなケースを紹介します。

ある患者さんのお祖父さんからの手紙

「突然お手紙を差し上げます不躾《ぶしつけ》をお許しください。先生の『起立性調節障害の子どもの正しい理解と対応』を拝読させていただきました。

私の孫娘（中学3年生）が、朝、起床できなくて、夕方になると元気になり、学校には登校できません。現在、出席日数が不足のため、普通の高校には進学できないそうです。

一度、田中先生の診察を仰ぎたいと思いますが、予約は半年以上埋まっているということを聞き、不安が増す一方です。近くの病院では、まともに取り合ってはもらえませんので、東京地区に、ご存じの病院がございましたら、ご教示願えませんでしょうか。大変ご多忙のところ、勝手なお願いですが、よろしくお願い申し上げます」

このように、非常に几帳面なお祖父さんで、お孫さんの高校進学のことについて、ずいぶんお悩みだったのだろうと思います。高校進学というのは本当に重大なことである、とひしひしと伝わるお手紙でした。

近くの病院ではまともに取り合ってくれない、というのもつらいことです。「うちでは治らないからよそへ行ってくれ」と言われることも少なくないと、ほかからも聞き及んでいます。私としても何とかお手伝いしてあげられないものか、と考えてしまうお手紙です。

ある小児科医からの相談メール

もう1つのケースです。ある小児科医から、次のような相談のメールが来ました。

「16歳の男子です。中学1年生の終わりぐらいから、起立性調節障害の症状が出て、欠席が増えてきました。近所の医療機関に行ったものの診断がつかず、中学3年生の夏に、ようやく起立性調節障害と診断されたようです。

昼からは登校できることが多いため、昼からは何とか頑張って登校していました。全日制高校に入学したので、1時間目から出席しないといけないのですが、やはり、朝は起きられず、毎日のように遅刻を繰り返しています。心理的な問題は少なく、登校希望は強いようです。高校1年生の2学期からも午前中の欠席は続きました。そして、その年の11月、とうとう留年が決定し、本人は高校を中退しました。

その後、本人のやる気が激減して、精神不安定状態に陥り、夜に友人とブラブラ出歩き、人生を棒に振ってしまった行動のように見受けられます。母親も動揺しており、大阪医科大学附属病院を受診したいのですが、初診待ちは約1年とのことです。どのようにしたらよいのでしょうか？」

大変気の毒なケースであり、私どもの受診までに時間がかかり、ご迷惑をかけていることについてとても申し訳なく思っています。この子どもさんは、とてもよく頑張ったと思います。朝起きられないものの、遅刻してでも何年も頑張って登校していたわけです。それにもかかわらず、出席日数が足りなくなったのでしょう。

全日制高校は理由を問わず、欠席が多いと留年になるのが一般的です。留年して年下の生徒と同じクラスで勉強するのは、かなりストレスがかかります。この子どもさんは、留年という決定に対してプライドが許さなかったのかもしれません。この小児科医もいろいろと治療をされたようですが、効果が少なかったので重症であった可能性がありま す。高校中退になったのもやむを得ないのではないかと思われます。

高校中退者の実態

次に示すものは、2014(平成26)年度の文部科学省による、高校の状況を表すデータです（表1）。これによりますと、中途退学者は5万3403人で、全生徒数の1.5%です。また、高校における不登校の生徒数が5万3154人です。このなかで中途退学に至ったものは、約1万5000人です。実際に、10万人以上が高校に進学したが通っていないということになります。

「うちは2%よりももっと多く中退しちゃうよ」と私の知人の高校の教師が話していたので、実際は文部科学省のデータよりもう少し多いかもしれません。このように、日本では高校中退者が非常に多いのが実態です。

高校中退者のすべてが起立性調節障害ではありません。しかし、過去の研究では、不登校の原因の3～4割が起立性調節障害だと考えられています（日本小児心身医学会編『小児心身医学会ガイドライン

表1
平成26年度　高等学校の状況

中途退学者数	53,403人　（全生徒の1.5%）
不登校生徒数	53,154人　（　同　1.59%）
前年度より継続の不登校	22,068人
原級留置となった者	4,494人
中途退学に至った者	15,058人

資料：文部科学省報道発表より作成

集』南江堂、二〇〇九)。また、不登校の生徒のなかでも身体症状が強く、いつまでも持続するような子どもでは、その約6割が起立性調節障害にかかっていると考えられます(未発表データ)。

先に紹介したように、起立性調節障害が原因で高校進学できなかったり高校中退した子どもが多くいるのではないか、と大変に懸念します。

起立性調節障害は、軽症から重症まで重症度はさまざまです。軽症例では登校にほとんど支障はありませんが、重症では週1回登校するのもやっとです。したがって、その子どもの重症度に合わせた治療、生活活動レベルに応じた広範囲に及ぶアドバイスが必要です。

特に、中学3年生は高校進学という人生の大きな節目に当たります。この重要な時期に起立性調節障害が発症しやすいので、いかにこの時期を上手に乗り越えるか、すなわち高校進路選択において、起立性調節障害に対する適切なノウハウを知っておくことが大切です。

この重症度ならどの程度の生活活動が可能であり、どのようなタイプの高校が適切か、などの情報や知識が必要です。それがないために、その後、不幸な目にあってしまったという悲劇を数多く知っています。

私はその悲劇を少しでも少なくしたいのです。そのために、適切な情報を起立性調節障害で悩んでいる子ども、保護者、学校関係者、医療関係者に知っていただきたい、というのが、本書を執筆した強い動機となっています。

第1章　起立性調節障害の子どもを待ち受ける数々の障壁

起立性調節障害が悪くなったウメ子さん

ここで、「ウメ子さん」という女の子に登場してもらい、話を進めていきたいと思います。ウメ子さんは実在の人物ではなく、よくみられるケースを合わせた架空の人物です。

季節は春。中学1年生になったウメ子さんは朝がしんどくて起きることができません。毎日遅刻して学校に行き、週1回は欠席します。立ち上がったときにフラフラとして身体がだるく、頭痛もひどくなります。食欲もありません。しかし、昼を過ぎたあたりから身体が楽になり、夜にもなるとどんどん元気になり、テンションが上がってなかなか寝つけません。

テンションが上がるので、両親が注意をすると、急にカッとしたり、イライラし始めます。近所の医院にかかったものの、医師からは「どこも悪くない。気のもちようだ」と片づけられてしまいました。ウメ子さんは大変に不愉快でした。

冬になると症状は落ち着きましたが、今度は手足が冷えてしまい、寒くて動きたくありません。布団、コタツから出たくない日々が続きますが、3学期は何とか遅刻せずに、欠席も週1回程度で頑張ることができました。

しかし、中学2年生になった1学期に症状が再発しました。再び朝起きるのがしんどくなりました。当然、授業も集中することができずに、成績も悪くなってしまいました。1学期の途中から倦怠感が強く、朝起きることができなくなり、欠席が続きました。

ほかの小児科の医師にもかかり、起立性調節障害の診断を受けましたが、薬物療法でもなかなか改善しませんでした。そこで「精神科を受診しますか」とも言われましたが、〝朝が起きれないだけなのに〟と思うと、両親も精神科の受診に踏み切れませんでした。その後1年間、昼夜が逆転した不登校の状態が続き、とうとう中学3年生の夏休みになってしまいました。

高校進学が心配になり始めた両親が、たまりかねて、ウメ子さんを連れて精神科を受診しました。診察の結果、ウメ子さんは「発達障害」と「うつ」と診断されました。

確かに、ウメ子さんは小さいときからこだわりがあり、また、思ったことを率直に言ってしまうタイプで、いわゆる「ＫＹ（空気が読めない）」傾向がありました。決して悪い子ではないのですが、言いたいことを臆面もなく言う子なので、学校の友達との間でもコミュニケーションがうまくとれず、友達関係を築くことができませんでした。

精神科の医師の説明では、「発達障害のために友達とコミュニケーションがうまくとれず、それが精神的ストレスになっている。それが続いたために「うつ」を発症したと考えられるので、抗うつ薬の治療を始めましょう」ということでした。１か月ほど、抗うつ薬を服用しましたが、よくなるどころか、眠気とだるさがひどくなり、結局、精神科も受診しなくなりました。

起立性調節障害は「うつ」との鑑別が重要

では、ウメ子さんはなぜ「うつ」と診断されてしまったのでしょうか。「うつ」には診断基準があり、その診断基準を使うと、起立性調節障害の症状は「うつ」の診断項目に当てはまってしまうのです（コラム 16頁参照）。

起立性調節障害の子どもは、午前中にはしんどがって、やる気が出ません。楽しみのゲームすらもできません。確かに「うつ」に似ています。しかし、「うつ」と起立性調節障害が大きく異なる点は、「うつ」では、「ほとんど1日中」続く抑うつ気分がありますが、起立性調節障害では、夜にはそれが認められません。ただし、うつには「小児や青年ではイライラした気分もありうる」という注釈がついており、これに従うと、ウメ子さんも「うつ」の診断項目に当てはまります。また、ほとんど毎日の不眠または睡眠過多、ほとんど毎日の易疲労性《いひろうせい》、または気力の減退、という項目も当てはまります。すなわち、診断基準によれば、ウメ子さんは「うつ」と診断されても誤りではないということになります。

起立性調節障害と「うつ」は、基本的に病態生理が異なります。しかし、午前中の起立性調節障害の子どもをみていると、「うつ」と思えるほど元気がありません。両者の大きな違いは、前者では「ほとんど毎日、夜には抑うつ症状が消失し、平常通り、テレビやゲームなどを楽しんでいる」のが特徴です。

コラム

「うつ」の診断基準

うつの診断は、日本でも一般的には、米国精神医学会が作成したDSM－Ⅳ－TR（精神疾患の診断・統計マニュアル）を使用します。最近は改訂されたDSM－5がありますが、うつの診断基準に大きな変更はありません。以下にあげますが、このなかで起立性調節障害にたびたび当てはまる症状に○、ときに当てはまる症状に△、あまりない症状に×をつけています。

うつ病（DSM－5）／大うつ病性障害

以下の症状のうち5つ（またはそれ以上）、これらの症状のうち少なくとも1つは、(1)抑うつ気分、または、(2)興味または喜びの喪失である。

(1)　ほとんど1日中、ほとんど毎日の抑うつ気分。　○

注・小児や青年ではイライラした気分もありうる。

(2) ほとんど1日中、ほとんど毎日の、興味、喜びの著しい減退。 △
(3) 著しい体重減少、あるいは体重増加、ほとんど毎日の、食欲の減退または増加。 △
注・小児の場合、期待される体重増加がみられないことも考慮せよ。
(4) ほとんど毎日の不眠または睡眠過多。 ◯
(5) ほとんど毎日の精神運動性の焦燥または制止。 △
(6) ほとんど毎日の易疲労性《いひろうせい》、または気力の減退。 ◯
(7) ほとんど毎日の無価値観、または罪責感。 ◯
(8) 思考力や集中力の減退。 ◯
(9) 死についての反復思考、自殺念慮、自殺企図。 ×

精神科医は、身体の病気である起立性調節障害については十分な知識がありません。それは私たち小児科医が精神科疾患について詳しく知らないのと同じで、やむを得ないところはあります。[1]「うつ」と診断されると、抗うつ薬が処方されることが少なくありません。ウメ子さんの場合が、まさにそうでした。

抗うつ薬を服用すると、子どもによっては眠気や低血圧が引き起こされ、かえって起立性調節障害が悪化して、もっとひきこもりが著しくなることもあります。ウメ子さんの場合も同様で、ずっと眠い状態が続き、ひきこもりがひどくなりました。起立性調節障害なのに抗うつ薬を使ったために、ますます症状が悪化してしまったのです。

---

(1) 幸いなことに、精神科の先生方から「起立性調節障害のことを少し教えてほしい」という話も聞くようになりました。私も精神科にうかがい、起立性調節障害について話したり、精神科学術雑誌に執筆する機会も増えてきました。精神科の先生方の理解が進んできていますので、ウメ子さんのようなケースは少なくなると考えられます。

保護者の心配・不安・怒りが最大の増悪因子

ウメ子さんの起立性調節障害は、中学1年生から、なぜ、どんどん悪化してしまったのでしょうか。それは、起立性調節障害には「悪化させる要因」というものがあるからです。これを知っておくこと、そしてそれを取り除くことがとても重要なので、ここで詳しく述べたいと思います。

最大の増悪因子は、実は保護者の「心配」「不安」「怒り」です。

ここでウメ子さんのお母さんに登場してもらいましょう。ウメ子さんの診察が終わってから、両親からお話を聞きました。両親とも人柄のよい方で、娘さんのことを大変に心配されていました。

「ウメ子は朝から身体がだるいのか、全く起きません。意識があるのかないのか、わからないくらい、ぼーっとしています。これって悪い病気なのかもしれない、いや、でも夜には元気になって、ゲームをしたり、パソコンでYou Tubeを見て笑っているし……。もしかして仮病じゃないでしょうか?」と大変心配しておられました。

人は、心配ごとがあって、心の針がちょっと不安のほうに向くと、どんどんと不安が大きくなります。お母さんの不安感は日に日に高まっていきました。

「ウメ子が朝起きられないのは、夜遅くまでケータイやパソコンで遊んでいるからに違いありません。夜は元気でお笑い番組などを見て、ゲラゲラ笑っているウメ子を見ていると、腹が立ちます」

「最近は私もガミガミ言うので、部屋にこもるようになった。反抗的だわ!」

ここまできたら、「ウメ子は仮病だ。絶対に怠けている。部屋にこもって私に反抗しているんだ。素直なところがない!」と考え始めて、お母さんの心には怒りの感情が蓄積し始めます。そして、朝、全く起きようとしないベッドの中の娘を見ると、怒りが爆発してしまいます。毎朝のように「もういい加減に起きなさい! とにかく学校に行きなさい!!」と怒鳴っていました。

ところがある日、今度はウメ子さんが逆ギレをして大暴れしてしまったのです。お昼頃にやっと起きたウメ子さんをお母さんが叱りつけると、「うるさーい！」と言って、部屋中の物を投げ散らかしたのでした。ウメ子さんはもともと、そのようなことをしないおとなしい子どもでしたので、お母さんは、強烈なショックを受けました。そのショックでお母さんは、次の日から何も言わなくなってしまったのです。

親の怒りに対する子どもの反応

親が叱りつけて朝起こしているうちに、子どもが爆発するのは珍しくありません。ほかの男の子のケースですが、母親があまりにガミガミ言うので腹を立て、母親が立っていたすぐ横の壁をバーンと殴り、壁に大きな穴を開けてしまいました。その男の子もこれまで反抗したことがなかったので、お母さんはショックのあまり、パニックになり号泣し、大変だったようです。

後日、私はその男の子に「何かあったの？」と聞いてみると、「あまりに腹が立って、気がついたときにはもう壁に穴が開いてた」と答えました。「今までそんなことした？」

と聞くと、「初めて」とのことでした。起立性調節障害の病気の特性を理解できないと、このように徐々に親子の関係にヒビが入り始めます。

お母さんの発言が続きます。

「もう1年も欠席が続いています。このままでは高校に進学できません。小さいときから聞き分けのよい子だったのに、どうなってしまったのでしょう。このまま、一生ニートになってしまいませんか？　とんでもない事件を起こさないでしょうか？」

最近では、女の子でもとんでもない事件を起こします。母親を殺したり、あるいは、クラスメートを刺した事件がありました。事件を起こさなくても、〝一生ニートになってしまうのではないだろうか〟と両親が不安になるのはやむを得ないでしょう。悲観的に考え始めると、ますます不安になって、絶望感に襲われることもあります。

このお母さんの悩みはもう1つあります。「父親は子どもに何にも言ってくれないのです。本当に無関心で許せません」とおっしゃいました。一方、お父さんは、「オレも、朝起きるのが苦手だったからしようがないんじゃないのか。そんなに怒らなくても……」と反論するのです。この夫婦間の意識のずれ、ボタンの掛け違いで、夫婦げんかになることも少なくありません。

保護者との面接で、夫婦のずれを感じたとき、私は「お母さん、やっぱりご主人と仲良くしたほうがよいですよ。今晩くらい夫婦で一杯やって、お酌でもしてあげたら?」とお話ししたりします。そうすると、なかには、「お酌なんて、私、絶対しません!!」と言われる方もいます。このような状況では、夫婦関係が心配されます。

このような状態が続くうちに、ウメ子さんのお母さんは、「最近、私自身が食欲がなくなって不眠になってきています。意味もなく涙が出てきて悲しくなります」と言われました。意味もなく涙が出てくるときには、気をつけたほうがよいでしょう。なぜなら、「うつ」を発病している可能性があるからです。

私の受けもっている患者さんでは、約1割のお母さん方が、一時的ですが、うつ状態になります。「うつ」になりやすい人は、とても真面目で深刻になりやすい性格ですから、明るくなろうと思っても難しい場合があります。そのようなときには、早めにメンタルクリニックを受診することをお勧めします。

起立性調節障害で間違いやすい学校の対応

さて、次に起立性調節障害に関する、学校現場でよく起こる問題点についてお話しします。起立性調節障害は、通常、学校の教師には病気として認識されにくい傾向があります。私の調査では、起立性調節障害という病名を知っている教師は、4割に過ぎません。(2)

これは教師が悪いからではなく、起立性調節障害は見た目が怠け者にみえますので、病気として理解することが難しいのです。この病気に慣れていない教師では、どう対応したらよいのかがわからないので、ついつい叱ってしまうのです。

ウメ子さんの担任教師がこう言いました。

「ウメ子さんは欠席続きですが、たまに登校してきた日には元気に見える

(2) 最近は、メディアでも起立性調節障害が取り上げられる機会が増えて、ほとんどの教師が病名を知るようになりました。しかし、具体的な対応については、十分に普及していないのが実情です。

ので、最後までクラスで授業を受けるように頑張らせています」

しかし、これは本人にはつらいことなのです。ウメ子さんは心の中では、「私は無理して元気にしているの！　本当は、しんどくなったら学校からすぐに帰りたい。早退もしたい。朝だってしんどいから、本当は来たくないのに、最後まで授業を頑張らせるのはひどい！」と思っています。これがウメ子さんの本心なのです。だるい身体を引きずって、やっとの思いで登校しているのです。もう戦場に向かっていくような必死の気持ちです。登校するだけでもうヘロヘロなのに、最後まで授業を受けさせられた、もう二度と学校へ行きたくない、となるわけです。

少々身体がつらくてもできるだけ授業を多く受けさせたいと思うのは教師としては当然なことですが、その傾向は体育の教師でもっと強くみられます。「ちょっとしんどいくらいなら、頑張らなあかん、人生は根性だ！」などと言います。すると、ウメ子さんにすれば、「私は根性なしじゃあない！　頑張って、学校に行ってるのに」となります。いわゆる「体育会系」の教師に、一見、怠けにみえる起立性調節障害を病気と理解してもらうには、時間のかかることが少なくありません。

担任教師の訪問、連絡の取り方に注意が必要

さらに、担任教師はこう続けました。

「自宅訪問しても、本人が出てくるときと出てこないときがあります。会えたときには、〝元気そうでよかった。ちょっとでもいいから学校に来てね〟と励ましていますが、これでいいでしょうか」

担任教師の気持ちはわかるのですが、これも不適切です。なぜかというと、担任教師が自宅訪問したら、ウメ子さんは、体調の悪い日でも必死の思いで玄関まで出て行き、ニコニコしながら、「先生、ありがとうございます」とお礼を言って受け答えするのです。そんな姿を見ると、担任教師も気をよくして、「明日は頑張って学校に来てね！」と言ってしまいます。しかし、このような面会は、本人にとってとても負担になります。もう二度と会いたくない、と感じてしまいます。

なぜ、本人が出てくるときと出てこないときがあるのでしょうか？　それは、起立性調節障害は日によって体調のよいときと悪いときがあるからです。教師が午後から自宅訪問した時間に、もし元気なら起きて面会できるのですが、夕方まで体調が悪いときに

は面会できません。

したがって、訪問した教師は「自分の対応が悪いのかなあ」と悩むのではなく、会う、会わないは子どもの体調の問題だと考えるとよいでしょう。

担任教師は、さらに続けました。

「欠席する日には安全確認のために毎回学校へ電話連絡するように保護者に指示しています」

しかし、これは親にとってとてもつらいことです。何か月も欠席が続いているのに、親は毎朝、電話をかけて「先生、ウメ子は今日もしんどがっています。欠席させていただきます……」と言わなければいけません。これを毎朝繰り返しているうちに、お母さんは電話機を見ただけで、憂うつになってしまいます。これもお母さんのうつ状態を加速しました。

そこで、連絡の取り方を変えて、学校に行けるときだけお母さんが学校へ電話連絡をするようにしました。ウメ子さんのお母さんは、朝、「今日は学校に行きました」と連絡するのであれば、声も明るくなります。子どもの出席日数と欠席日数のいずれが多いかで、電話連絡をする方法を決めたらよいでしょう。

次は、クラスメートへの対応です。ウメ子さんのクラスメートがこんなことを言いました。

「先生、何であいつだけ遅刻してきてもええんや？　元気そうやんか。ええなあ、オレも、朝ゆっくり寝てたいわ」

朝は、誰でもゆっくり寝ていたいので、クラスメートは軽い気持ちで茶化すのですが、ウメ子さんは、わかってもらえなかった、悔しい、という気持ちが強くなり、疎外感をもつようになります。そこで、クラスメートにも病状を理解してもらうほうが望ましいのです。

進路指導教師の理解も重要

担任教師ばかりではなく、進路指導教師にも理解を求めることが大切です。中学3年生では進路指導が始まります。これは実際に経験したことですが、こんなことがありました。

ある進路指導教師が「高校の進路を決めないと卒業できませんよ！　どこでもいいから高校を決めておいてくださいよ」と言いました。

体調がよくなってから、高校進路を考えようと思っていた親子は、慌ててしまいました。あちこちの高校の資料を取り寄せても、進学できる自信もなくて、途方に暮れてしまいました。

再度、教師から催促されたので、子どもは「えーい！　面倒。とりあえず、この高校でいいわ」と、進路決定しました。選択した高校に何とか入学させてもらったものの、朝早くからの授業、クラスのムードに耐えられず、１か月も経たないうちに中退してしまいました。

高校は義務教育ではないので、高校の進路を決めなくても中学は卒業できるのは当たり前のことなのですが、このような悲劇もあちこちで起こっています。

幸いなことに、近年、起立性調節障害の啓発が学校現場で少しずつ進んできました。例えば、大阪医科大学がある高槻市では、教育委員会が中心となって起立性調節障害に関する研修会を開催し、多くの教師が参加されています。その結果、学校現場と医療機関が連携し合いながら起立性調節障害の子どもに適切に対応することができるようになりました。

起立性調節障害から長期不登校を起こす理由

長くなりましたが、今までの話を含めて説明します。

起立性調節障害を発症したために、なぜ長期不登校・ひきこもりを起こすのでしょうか？ その理由を説明します（図1）。起立性調節障害では、まず自律神経機能不全が生じています。これには遺伝が関係し、特に日本人では多いようです。この体質をもつ人は、自律神経機能

図1
起立性調節障害から長期不登校・ひきこもりを起こす理由

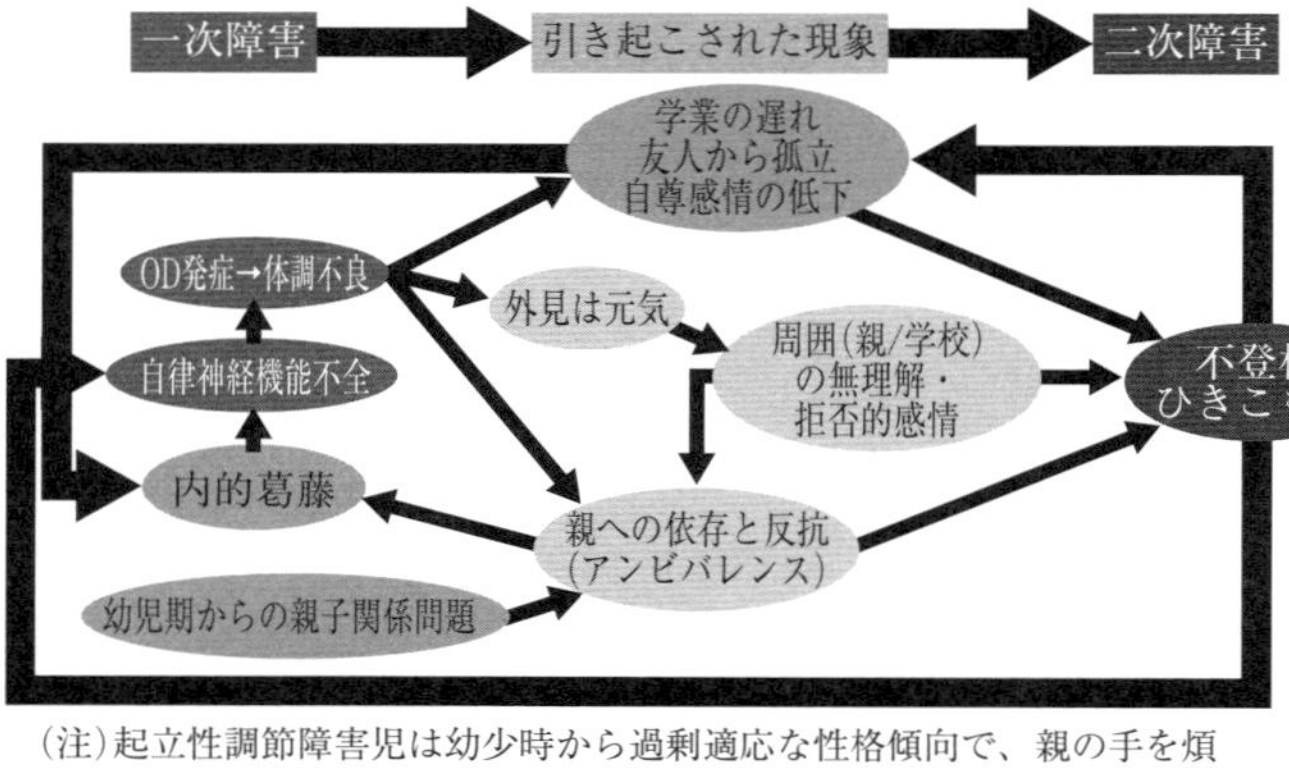

(注)起立性調節障害児は幼少時から過剰適応な性格傾向で、親の手を煩わすことが少なく、依存欲求を満たしていないと指摘されている。

が悪いようです。

運悪く起立性調節障害が発症し、症状が強いと遅刻や欠席がちになって学業が遅れます。欠席が続くと、友達と話が合わなくなり孤立して疎外感をもつようになります。自分がダメな人間のように感じられて、自尊感情[3]が低下します。一方で、起立性調節障害という病気は、外見は元気にみえますので、周囲の人(親や教師)から病気として理解されにくく、「怠けではないか」と批判されます。そのために子どもは、親や教師に対して拒否的な感情をもつようになります。

ところで、起立性調節障害の子どもは特徴的な性格傾向があります。幼少期からあまりわがままを言わないいわゆる「お利口さんタイプ」で、親の手を煩わすことが少ない性格の子どもが多いようです。これに比べて普通の子どもは自分の欲求を通そうとしますので、わがままです。例えば、幼稚園ぐらいの子どもでも抱っこしてほしい場合、親が抱っこしてあげるまで「抱っこしてー。抱っこ、抱っこ」とごねることがあります。駄々をこねるのが普通の子どもなのです。これとは逆に、起立性調

(3)　**自尊感情**：自分自身をすばらしい人間だと思える気持ちをいいます。いわゆる自信に似ています。自尊感情が低下すると、すばらしい人間だと思うよりも、病気（起立性調節障害）になったことで、困難を乗り越える気持ちになれない、学校にも行けないしダメな人間だと感じて、頑張らなければならないのに頑張れないことになります。

節障害の子どもは聞き分けがよく、保護者が育てやすかったと感じることのほうが多いようです。このように、周囲に気配りをするような性格を「過剰適応性格」といいますが、過剰適応な子どもは自己を抑制し、周囲の期待に合致するような行動をとるために、心理的ストレスを人一倍、ためやすいといわれています。すなわち、心の奥底では親への甘えたい気持ち（依存欲求という）を長年にわたりため込んでいるのです。このような心理状態のままで思春期を迎え、起立性調節障害の発症が引き金となり、ため込んでいた親への気持ちが噴き出てくるのです。甘えたい気持ち（依存）と反抗心の両極端の感情（両価性感情やアンビバレンスという）によって、精神が不安定になってきます。

起立性調節障害を発症し、体調不良のために遅刻や欠席をくり返すような重症の子どもでは、前述したような、さまざまな問題、すなわち、友達からの疎外感、自尊感情の低下、周囲の無理解、アンビバレンスな精神状態が重なり、その結果として二次障害が起こり、不登校やひきこもりに進展すると考えられています。そしてこれが高校進学に大きく影響するのです。このように起立性調節障害の子どもには数々の障壁が待ち受けています。本書では、これらの障壁をどのように克服し、この逆境から脱出すればよいか、考えていきたいと思います。

第2章　進路を考えるうえで大切にしたいこと

学校を休みがちな起立性調節障害の子どもたちの中学卒業後の実態調査結果から学ぶ

ある保護者からの相談を紹介します。

「現在、中学3年生です。起立性調節障害と診断されましたが、2学期になっても半分程度しか登校できていません。このままだと、高校に進学しても登校が続けられるのか心配ですが、何としても高校に進学させてやりたいのです」

これは、親として非常に切実な願いだと思います。私も起立性調節障害の子どもたちに高校進学をさせてあげたいと思っています。しかし、せっかく高校進学しても、途中で登校が続けられず、留年したり、中退するケースに数多くめぐりあいました。本人や保護者と同じくらい、とても残念な思いをすることがあります。

なぜうまくいかなかったのか、その原因を探り、それを事前に知って対策を立てることで、高校進学を成功させたいと強く感じました。そこで、大阪医科大学附属病院小児科を受診した、中学校を休みがちであった起立性調節障害の子どもたちが高校進学後にどうなったのか、高校2年生以上になった100名についてまとめてみました。

不登校傾向の起立性調節障害児100名の中学卒業後の実態

全員、３年以上の継続受診者で、もう大学生になったり、就職したりした方も含まれています。保護者の方は、子どもに付き添って通院されていましたので、愛情もあり、熱心な家庭といえます。

この100名の中学３年生時の登校状態ですが、出席率で次の４つのグループに分けてみました。

Aグループ……起立性調節障害の症状が強かったがほとんど全出席、９名
（遅刻なしで全出席３名、全出席だが遅刻あり６名）
Bグループ……同じく、出席率7～8割（欠席が週1回程度）、8名
Cグループ……同じく、出席率３～６割（約半分程度の出席）、28名
Dグループ……同じく、出席率２割以下（週に1回以下）、55名

となりました。保健室登校や適応教室登校は、出席に数えました。

やはり、大学病院を受診する起立性調節障害の中学生は、半数以上がほとんど欠席し

ています。起立性調節障害の症状が強くても、学校にほぼ出席できる子どもは、実際のところ、かなり少ないのが現実です。

この100名が高校進路選択をする時期（中学3年生の夏頃）に、私から全員に同じ内容の指導をしています。それは、かなり重要であり、以下のようなものです。

1　中学卒業後の進路選択は必ず子どもの意思決定にまかせる

2　子どもが自分の体力に見合った高校のカリキュラムと通学圏を選ぶ

3　願書は子ども自身が書き、自分で郵送し、願書締切日が迫っても保護者が書かない

このような指導をすることになった理由は、後で述べることにします。

高校の種類について

ここで高校の種類について簡単に説明します。高校には、(1)全日制、(2)定時制、(3)通信制があります。これ以外に、(4)高校卒業資格を得るために「高校卒業程度認定試験」が文部科学省によって定められています。

(1)　全日制は中学校と同じように、週5日、朝から6～7時間の授業があります。中学校と学校生活スケジュールが大きく変わりません。

(2) 定時制は、午後から夕刻まで授業があります。通常、週5日制です。朝はどうしても起床できず、午後から体調が回復する子どもには、登校するのに適しています。

(3) 通信制は、毎日の通学は必要ではありませんが、「添削指導」と「面接指導（スクーリング）」を受けなければいけません。添削指導では、自宅で学習し、レポートを提出することが必要です。面接指導（スクーリング）とは、学校が指定する場所で、教師と生徒が学習・教育を行うことです。これには、週に何度か定期的に通学する場合（本書では「通信制高校通学型」と呼びます）や、普段は通学せずにレポートを通信添削してもらい、夏休みなどに1週間まとめて面接指導を受ける場合（本書では「通信制高校添削型」と呼びます）があります。

「通信制高校通学型」は、自分に必要な授業だけ週に1~3日間、定期的に通学して必要単位を取得します。必要な授業の時刻に合わせて通学し、中学校のように配属されるクラスはありません。大学の授業のような形態に似ています。起立性調節障害の子どもが自分の体調に合わせて、無理のないカリキュラムを組むことが可能です。通常、週2~3日の登校で、午後からの授業を選べる学校もあります。

一方、「通信制高校添削型」は、普段はほとんど登校の必要がありませんので、体調不良が強い子どもや、集団での授業は苦手な場合に適しています。ただし、年に1回、約1週間のスクーリングというのが、かなり負担になる場合があります。1週間ずっと通う必要がある、あるいは北海道など遠方に学校がある場合にはそこまで行く必要があり、それがネックになるということはあります。

通信制高校の場合には、高校の3年間で定められた単位数を取ることが目的であり、出席日数はあまり重視されません。

(4) 高校卒業程度認定試験は、学校に通う必要はありません。

国が定める試験に合格すれば、大学受験などの資格を得ることができます。この試験に合格するために勉強を教えてくれる、いわゆる「高認予備校」という予備校・塾も最近はあります。

さて、このような予備知識をもって、それぞれのグループが中学卒業後どうなったのかをみていきましょう。

Aグループの結果

Aグループは9名（図2）です。起立性調節障害の症状は強かったのですが、ほぼ出席できていました。このうち全日制高校に進学したのは8名で、定時制高校に進学したのは1名です。このなかで、全出席できたのは6名、半分程度出席できたのは2名でした。残りの1名は高校3年生で中退しました。その理由は、起立性調節障害の症状が悪くなったのではなく、友達関係が合わなかったからです。しかし、中退後は自分でアルバイトをして通信制高校通学型へ転校し卒業しました。すなわち、中学3年生でほぼ出席できている子どもは、全日制高校に進学しても4分の3ぐらいは通い続けられるということがわかりました。

図２
Ａグループ　起立性調節障害の症状は強かったが
中学校はほぼ出席できた９名は？

全日制高校に進学	8名
定時制高校に進学	1名

↓

全出席	6名
半分程度出席	2名
高校３年生で中退（理由：友達関係）	1名

Bグループの結果

Bグループは、おおよそ週1日だけ欠席していました。すなわち、症状があっても頑張って登校するのですが、疲労がたまってきて週に1日ぐらい欠席してしまう子どもたちです（図3）。100名中8名いましたが、7名が全日制高校に進学しました。定時制高校は1名でした。高校2年生が終わるまで、4名が全出席できていました。半分程度の出席は3名、高校1年生での中退者は1名でした。中退の理由は、体力が続かなかったことです。中学3年生後半で、週1回だけの欠席で学校に登校できている子どものうち半分は、症状があっても何とか全日制高校に通うことができます。しかし、なかには体力が続かないという子どもが出てくるということを覚えておいてください。

図３

Bグループ　中学校は週に１日だけ欠席の８名は？

全日制高校に進学	7名
定時制高校に進学	1名

↓

全出席	4名
半分程度出席	3名
高校１年生で中退	1名
（理由：体力が続かない）	

Ｃグループの結果

さて、中学３年生後半で約半分出席できたＣグループはどうだったでしょうか（図４）。Ｃグループは28名いました。全日制高校に行った子どもは16名と、半分以上です。通信制高校通学型は６名、通信制高校添削型は５名、定時制高校が１名でした。全日制高校に行った16名のうち、11名（68％）が全出席できていました。

これは私にとって予想外にすばらしい結果でした。なぜなら、全日制高校は中学校と同じで朝１時間目から丸１日、授業に出席しないといけないからです。この11名は中学３年生では半分しか登校できなかったのに、高校に入学したら全出席できたので

図４
Ｃグループ　中学３年生は約半分出席できた28名は？

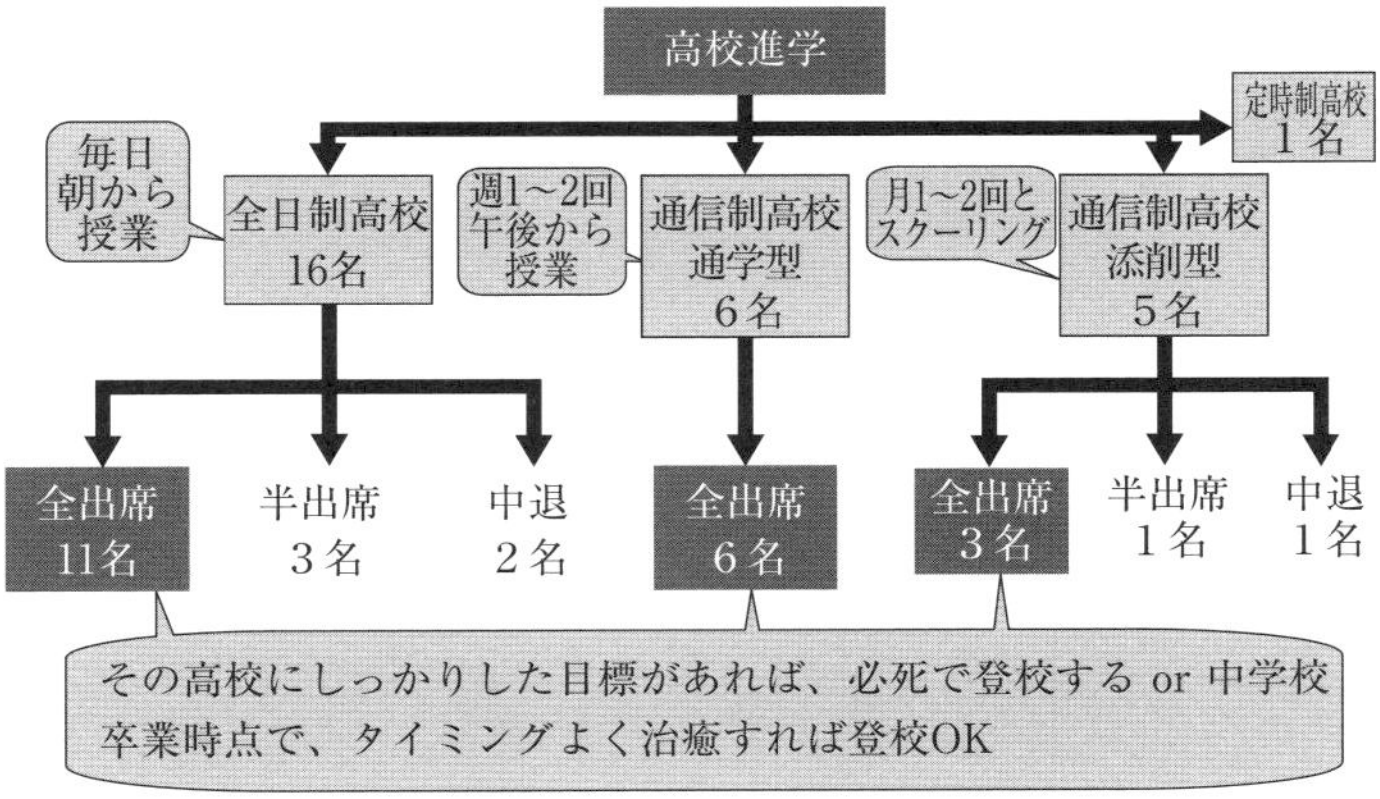

す。

この子どもたちがなぜうまくいったのか、知りたいと思う読者も多いでしょう。その理由をお話しします。私は、中学3年生で半分しか登校できない子どもには、必ずこう言います。

「君の体調では、朝から1日中、授業のある全日制高校に通うのは無理だから、やめたほうがいいかもしれないね。今の体調で、朝から起きて行けると思う？ 中学校を半分欠席しているのだから、高校も半分欠席してしまうと冷静に考えようね。親が全日制高校に行ってくれ、と頼んだとしても、実際に通うのは君の起立性調節障害の身体なんだよ」

前書『起立性調節障害の子どもの正しい理解と対応』でも述べましたが、「(全日制)高校は中学校と違って、進級に際して出席日数がかなり重視されます。公立高校では、原則的に、ある特定の授業を3分の1以上欠席すると進級が危ぶまれます。例えば、ややもすれば欠席したくなる月曜日の1時限目は、1年間で36コマぐらいしかありません。その3分の1の12回を欠席すると、たとえほかの授業は全出席でも、その時点で留年決定です。

朝がつらい起立性調節障害の子どもにとって、12回未満の欠席で1年をやり抜く、というのはかなりハードルが高いのです」（『改訂 起立性調節障害の子どもの正しい理解と対応』140頁）。

しかし、私のこのような悲観的な説明にもかかわらず、この11名の子どもたちは、「でも、どうしてもこの高校に行きたい！」と言って譲らなかったのです。例えば、野球がどうしてもやりたいからこの高校に行く！　とか、絶対に保育士になりたいからとか、美術をしたいからなどという理由で、どうしてもこの高校に行きたい、と将来への夢があり、決意が固かった子どもたちです。高校選択の時期に、この高校じゃないと私の人生終わりというような、それぐらい強い意志があった子どもたちです。

学校を欠席して中学校生活を満足にできなかった、残念な思いをした、今度こそ、という気持ちになっていることも重要な要素です。ただし、通学や高校生活はかなり必死でこなしていました。楽々だったというわけでは決してありません。

16名中、高校進学後の出席率が半分程度であった者は3名、中退者は2名でした。この子どもたちは、私の説明にもかかわらず、何とかなるかもとか、親がどうしても全日制高校に行ってほしいと言うからといった理由で、私が説明する前に、とりあえず決めてしまった子どもたちでした。残念ながら高校に入ったからといって、決して起立性調節障害が治るわけではない、ということを証明した子どもたちです。

一般的に高校は中学校よりも自宅から遠方にあるので、毎日、電車や自転車で通学しないといけません。場合によっては1時間近くかかることもあります。やっと学校にたどり着いたら、その後に授業が1日中ある、このような状況は、中学校卒業時点で半分しか登校できない子どもにとっては、かなり厳しいのです。とても体力がついていかず、もうダメ、となるのです。このような理由から、将来の夢を果たしたいから、しんどくてもこの高校に行きたい！　という覚悟がないと、全日制高校に通い続けられないということがわかりました。

では、このグループで通信制高校通学型に進んだ6名、通信制高校添削型に進んだ5名はどうなったのでしょうか。通信制高校通学型は授業を週に2～3回と自分で選択する場合が多いので、ある程度、自分の体力に合わせたカリキュラムを組むことができます。あまり身体に負荷をかけずにすみます。したがって、全出席できています。

一方、通信制高校添削型に進学した子どもは半分程度しか全出席できず、また1名は中退しています。通信制高校添削型のほうが通信制高校通学型よりはるかに登校回数は少ないにもかかわらず、うまくいっていません。この理由は、一般的に通信制高校添削型は、子どもの社会復帰が十分にできないことにあると思います。月1回程度かそれ以下の登校であれば、いつまでたっても学校に慣れていきません。特に対人的に緊張しやすい子どもであれば、月1回の登校であっても、とても負担になるようです。また、将来何がやりたいのかということをあまり考えずに、とりあえずどこでもいいから高校を決めておこうと考えて、通信制高校添削型にしてしまった子どもは、やはりドロップアウトしてしまっています。

Dグループの結果

さて、一番問題となるDグループですが、中学3年生でほとんど欠席、あるいは全欠席の55名がどうなったか、検討してみます（図5）。進学した高校の種類はさまざまです。多い順に、通信制高校通学型、全日制高校、定時制高校、通信制高校添削型、高認予備校となっています。進学しなかった子どももいます。

さて、全日制高校に進学した17名は、図5の左端に示したように、高校1年生の途中に8名、高校3年生までに11名と、約3分の2が中退していました（図5左、円グラフの斜線部分）。私は高校選択をする中学3年生の秋に「全日制を選択すると中退の確率は高くなるよ」と説明していたのですが、諸事情のために全日制高校を選んでしまったのです。その「諸事情」については後ほど述べます。

一方、高校3年生になっても3名（18％）の子どもは、全出席できています。この3名は、幸運なことに、高校入学後に起立性調節障害が、ぐっと改善した子どもです。

なかには、「黙っていたけど、

図5
Dグループ　中学3年生でほとんど欠席、あるいは全欠席の55名は？

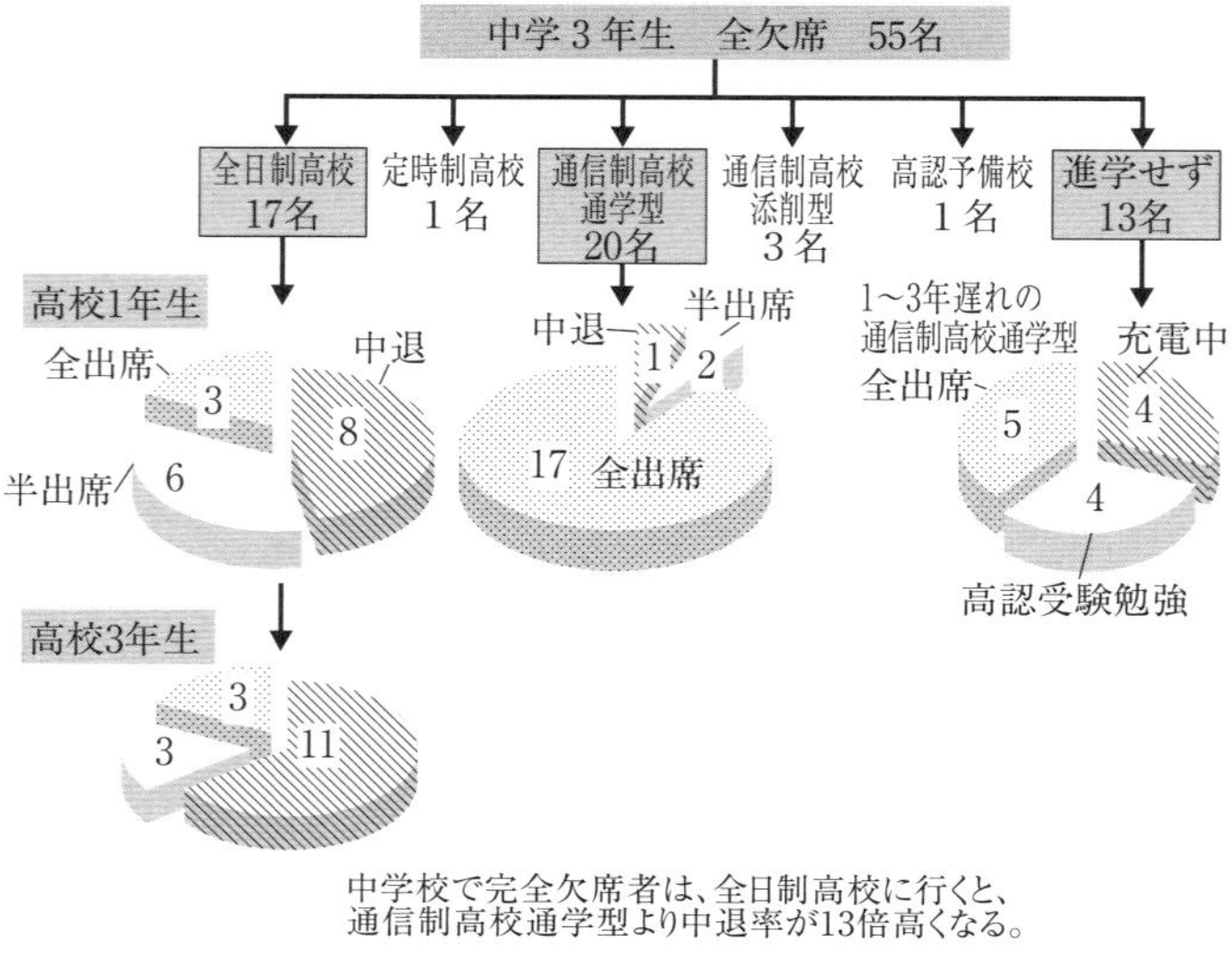

中学校で完全欠席者は、全日制高校に行くと、
通信制高校通学型より中退率が13倍高くなる。

実は中学校ではいじめられていて、高校になっていじめがなくなったら精神的ストレスが取れて、体調がよくなりました」というケースもありました。かなりラッキーなケースだと思われます。すなわち、このような特殊なケースでない場合には、全日制高校に進学すると中退する確率が極めて高い、ということがいえるでしょう。

次に通信制高校通学型に進学した20名はどうなったでしょうか。図５の真ん中、17名（85％）が全出席できています。通信制高校通学型に進学し、体調に見合った授業日程を選択すれば、まずまず順調に通学が可能であるといえます。

彼らは中学生時代に全欠席しているのですが、それは学校嫌いによる登校拒否、というのではなく、起立性調節障害によって体力が弱っているという要因が強く関与していたということを物語っているのでしょう。また、通信制高校通学型の自由さ、時間的な余裕という心理的ストレスの少なさも、登校を継続できる要因だと考えられます。

さて、高校に進学しなかった13名はどうなったのでしょうか。保護者にすると、とても気になるところです。〝高校に進学しなかったら人生の落後者だ〟というように思っている方がたくさんおられるのですが、実はそうではないことがわかりました。

５名は１～３年遅れましたが、通信制高校通学型に進学しています。自宅で１～２年、ゆっくり休養ができたのです。治療を継続し、いわゆる充電もできて、体調が回復してから通信制高校通学型に進学したのです。全員が全出席できています。また4名は、高認受験をしようと思って自分で勉強を開始しました。高認予備校に通い始めた子どももいます。残りの4名は、ただ今充電中です。なかにはときどき精神不安定になる子どももいますが、全体からみると頻度は極めて低いです。

まとめ

起立性調節障害の子どもの高校進学についての調査結果から、次のようなことが結論できると思います。

中学3年生の秋に全欠席状態である子どもは、全日制高校に進学すると、その後、継続的に通学できるのは、約2割です。中退率を比較すると、全日制高校に進学した子どもは、通信制高校通学型に進学した子どもの13倍も中退者が出ることがわかりました。

すなわち、一番大切なことは、自分の体力に見合った授業カリキュラムの高校を選択することです。その視点から考えると通信制高校通学型が一番適していると思われます。特に「全日制高校ならどこの高校でもいい」と思っている子どもは、進学後の中退率が非常に高くなります。無理をして高校に進学するよりも、進学を遅らせるほうが2～3年後にはよい結果が出ています。しっかり将来を考えるなら、進学を遅らせても人生を棒に振ることはないのだ、ということがいえると思います。

また、中学3年生の秋に半分ぐらい欠席している子どもでも、「自分には将来の夢ややりたいことがあり、その目的のためにどうしてもこの高校に行く！」という強い決意があれば全日制の高校は続けられる、ということです。

ここで勘違いしないでいただきたいのは、「友達が○○高校に行くから、自分もその高校でなければ行かない」という決意では、成功しない、ということです。

なぜなら、これは「決意」ではなく、「依存心」であるからです。高校進学は依存心でもって決めたのでは成功しないのです。

起立性調節障害の子どもは「自立心」が育たなければなりません。なぜなら、重い身体を引きずって、これまでよりも長い時間をかけて通学するには、強い意志とそれをもたらす自立心がどうしても必要になるのです。高校に行けば、友達も変わります。友達と一緒なら、という発想は捨てなければいけません。

第3章　起立性調節障害の子どもの高校進路選択ケーススタディ

先ほどの調査結果で、おおよそのことはご理解いただけたと思います。しかし、読者の皆さんは、この結果と、わが子や受けもちの生徒と照らし合わせて、もう少し詳しい情報を知りたいとお思いでしょう。

そこで、高校進学後に残念ながら中退したケースをふり返り、何がよくなかったのか、分析していきましょう。いくつかのパターンがありますが、その代表的なケースを1つずつ見ていきたいと思います。気になっている点へのヒントになるかもしれません。個人情報保護の観点から、これらのケースでは男女は示さず、Aさん、Bさん、として「君」は使っていません。また、主旨が変わらない程度に修正を加えています。

高校進路に選択肢がなかった時代、Aさんのケース

私が起立性調節障害にかかわり始めた１９８５（昭和60）年当時には、まだ高校進学に選択肢があまりありませんでした。高校は、定時制以外には全日制しかないように思われていて、通信制高校を選ぶ人はほとんどいませんでした。このケースは、起立性調節障害の子どもにとって高校進路の選択がきわめて重要な問題だ、と初めて気づかせてくれました。

Aさんは中学1年生のときに起立直後性低血圧（巻末資料参照）と診断されました。中学3年生では、遅刻して約半分出席していました。通信制高校通学型などの選択肢がないため、体調不良のまま全日制高校に入学しました（今でこそ、定時制高校も選択肢として重要ですが、当時の定時制高校は勤労学生のための学校でした）。

高校1年生の1学期前半は登校しましたが、6月から朝に起きられなくなりました。Aさんは、〝どうしても登校しなければ〟という精神的ストレスから起立直後性低血圧が増悪しました。体調不良が持続し、腹痛も出現しましたが、週2回ほどの遅刻や欠席で乗り切りました。

その結果、高校2年生には何とか進級できたのですが、症状が悪化したままの状態で、この子どもたちには最悪の季節である5月、6月を迎えることになりました。案の定、昼からしか登校できず、1学期の途中で留年が決定してしまいました。

Aさんは、糸が切れたようにひきこもり、夏休みには中退してしまいました（最近は、この厳しい基準が緩和されている全日制高校もあり、また学校側も病気に対して十分な配慮をしてくれるようになりました。起立性調節障害の子どもにとって、教育環境は25年前と比較して、格段に改善されてきたように思います）。

このときに私は非常にショックを受けました。起立性調節障害の子どもは、中学3年生で半分程度出席していたら、高校に進学すると体調も徐々によくなって、何とか卒業できると考えていたのです。しかし、前述したように、ある授業を3分の1欠席すると、全日制高校では単位が取得できずに留年となってしまうのです。留年や中退という事態は、子どもや保護者にとっては強い心理的ストレスとなります。心理的ストレスは自律神経系にとても悪影響を与えるので、起立性調節障害が一気に悪くなってしまうのです（前書『起立性調節障害の子どもの正しい理解と対応』参照）。

通常の病気の場合、身体を治療する医師の立場としては、高校の進学という問題にまで口出しする必要はないのです。しかし、起立性調節障害のようにストレスで悪くなるような病気（これを心身症といいます）では、子どもの心理や子どもを取り巻く社会的状況などを十分に踏まえて、診療を進める必要があるのです。そうでなければ、病気自体がよくならないからです。

Ａさんの苦い経験から、私は起立性調節障害の子どもに対しては、高校進学で大きく変化する学校生活、日常生活など、将来を見すえた治療方針を考えるようになっていきました。さらに言えば、重症の起立性調節障害では、成人しても症状が残りますので、大学進学、就職に際しても、自分の体力や心理社会的状況の変化を熟慮する必要があるとわかってきました（第５章参照）。

友達と一緒がいいと、高校進学したBさんのケース

Bさんは中学2年生のときに体位性頻脈症候群（巻末資料参照）と診断されました。中学3年生で完全な不登校になりました。不登校の理由には、「人に会いたくない」という心理的問題も手伝っていました。教室に入ると、生徒がたくさんいるので圧迫感を感じるからと言うのです。しかし、特定の友達とは遊びにも行き、必要があれば1人でも外出します。完全な対人不安でもなく、ひきこもりともいえません。

こんなBさんは、「この友達と一緒の高校に行きたい」という理由で、迷うことなく高校進学を決めてしまいました。希望する高校の授業カリキュラムや高校生活が今の自分の体力でも耐えられるのかどうか、という重要課題を検討しないまま、短時間で「これ！」と決めてしまったのです。Bさんにしたら、この友達がいないほかの高校など端から眼中になかったのかもしれません。

こんな進路選択をした結果、どうなったでしょうか。起立性調節障害は治癒していないので、予想どおり、高校1年生は朝から出席できません。学校に行けると思ったのに行けませんでした。友達が行っているのに自分は行けません。友達も励ましてはくれるけれど、友達は健康なのでクラブ活動もして、ほかに友達もできてしまいます。そうなると、友達からの孤立感や、学業の遅れが重なり、ついには不登校になってしまいました。

結局、1学期の終わりに留年が決まり、中退してしまいました。その後、ひどく落ち込んで、ひきこもりとなり、「うつ」が発症してしまいました。1年以上経過していますが、まだ、「うつ」の治療中です。

高校を中退して「うつ」を発症するのは、なぜ？

ここまでAさんとBさんを紹介しました。どちらも自分の体力に見合った進路選択ができなかったため、出席日数が足りずに留年、そして中退になりました。しかし、その後の経過に大きな違いがあります。Aさんは1年後には社会復帰しています。Bさんは「うつ」が続いています。この違いはどうして生じたのでしょうか？

いろいろな要因はあると思いますが、私が感じた一番の違いは、親の心と対応の仕方です。うつになったBさんの場合には、高校で学校を欠席したときに、両親が子どもを責めてしまったのです。

「あんたが学校を決めたのに、何で行けないのよ！　自分で決めたんでしょうが！」

「せめて高校は卒業してよ！　これじゃあ、何のために高校へ行ったのか、わからないじゃないの！」

Bさんが中退した後にも言ってはいけない言葉を発してしまいます。

「いつまで家でゴロゴロしているんだ！　怠けてないで、少しは勉強しろ！　いつまでたってもダメな人間だな！」

一般的な親は、子どもがひきこもってゴロゴロしていると、「ダメな人間だ」と、つい思ってしまいます。前にも書きましたが（31頁参照）、起立性調節障害の子どもたちは、もともと活発な性格ではなく、自分の意見を言わないおとなしいタイプが多いので、人との競争はあまり好きではありません。それが、親の目には、気の弱い、根性なしに映ってしまうこともあるのです。

挙げ句の果てに、子どもが不登校でひきこもりになると、「お前はダメな人間だ」と、絶対言ってはいけない言葉が、つい、口から出てしまうのです。子どもは、「自分はダメな人間なんだ。だから、これから先も学校や社会に出てもダメなんだ」と思うようになってしまいます。真面目な子どもほど、親の言葉をまともに受け取りますから、「ダメな人間だし、生きているのもダメなんじゃないか」と思ってしまうのです。

「うつ」を発症する子どもの多くが、こんな心境になっているのです。子どもが高校を留年や中退したときには、親としてどのような心構えが必要なのでしょうか？　それはまた後ほど、詳しく述べることにしましょう（93頁〜参照）。

親に懇願されてやむなく高校に進学したけれど……

Cさんは中学1年生のときに起立直後性低血圧と診断されました。中学1年生のときに、風邪をひいた後に微熱が続き、身体がだるくて欠席をくり返しました。原因を調べるために、ある病院に入院しましたが、心理的な問題による症状だと診断されました。

心の問題と片づけられた両親は、納得できず、あちこちの病院を転々としました。大阪医科大学附属病院を受診したときには、Cさんは、すでに全欠席が1年以上続いて昼夜逆転状態でした。治療で少し症状は改善しましたが、Cさんの起立直後性低血圧は治りにくく、中学3年生の秋になっても全欠席のままでした。Cさんに高校進路の希望について確認したところ、「とてもしんどくて、高校進学のことは考えたくもない」と、私に吐露していました。

そこで、両親を別に呼んで、「全日制高校に進学しても、ほとんど登校できないだろうから、進学を遅らせたほうが得策ですよ」と、何回も説明しました。両親は理知的な人柄でよく理解されたようでしたので、私は安心していました。ところが、その後、Cさんは私立高校普通科（全日制）を選択してしまったのです。

このケースも私にはショックでした。そこで高校の入学式の直前に、Cさんにその高校を選択した経緯を聞いてみたのです。何と驚いたことには、両親が私の話を聞いた後に、「とにかく、全日制高校普通科に行ってくれ」と切々と頼んだようなのです。

「普通科以外だと、世間体が悪い。普通科ならどこでもいいから進学してくれ」

両親に懇願されたCさんは、「もう、しょうがないし……」と言われるままに全日制高校普通科に入学したのです。

高校入学後は、やはり予想どおりの展開がCさんを待っていました。両親は必死の思いで、朝、Cさんを起こします。でも1時間かけて起こしても目がさめません。Cさんも必死で起きようとしますが、やっとの思いで身体を起こすのに2時間近くもかかります。そして、昼前にお母さんが車で学校まで送る、という毎日が続きました。

1学期は何とか半分ぐらい出席できました。ようやく夏休みを迎えましたが、症状はよくなるどころか悪化の一途をたどり、起床時刻が夕方になってしまいました。夜になっても全く症状が軽快せず、食事もろくに摂れなくなりました。これまでは、夜になると元気になり、ゲームやインターネットを楽しんでいましたが、夜になってもベッドから起きてこないことも増えてきました。

やっとの思いで診察に来てくれたのですが、Cさんの表情はこれまでと違っていました。生気がありません。会話をするのもしんどそうでした。

「この頃は、何時頃に起きてくるの？」

「……よく覚えていません……」

（これまでなら、「10時頃です」とか「バラバラです」と返答していました）

「先生にはCさんがとても疲れているように見えるんだけど」

「……はい……」（これまでなら、「疲れてますねえ……」）

「この頃は、ゲームをやっていても楽しめない？」

「……ゲームをやりたいとは……（思いません）」

（これまでなら、「ゲームしかしてませんねえ、えへへ」）

Cさんの変化にいささか驚き、〝うつ病を発症したかな、これはまずいなあ〟と思いながら、診察を進めていきました。

「中学校のときには、夜には元気で、ゲームが楽しかったよね」

「……はい……」

「この頃は、好きな音楽やインターネットも楽しくない？」

「……何をやっても楽しくないので、やっていません……」

「じゃあ、生きていてもしようがない、つまらない、と思うことはある？」

「……生きていくのがつらいです……自分はダメな人間なんじゃあないかと……」

うつ病を発症すると、ほとんど1日中、ほとんど毎日、抑うつ気分があり、これまで楽しめていた趣味、興味がなくなり、喜ぶこともなくなります。(4) 今まで楽しめていたテレビゲーム・パソコン・YouTubeを夜になっても見なくなりました。夜もずっと気分がふさいでいます。朝方早くに寝て、1日中ずっと寝ているような状態になりました。

---

(4)　うつと起立性調節障害は異なる病気です。その違いについては、コラム（16頁）を参考にしてください。

私はCさんに精神科を受診するように勧めました。もう1か月以上も、夜にインターネットをしなくなったCさんを見て、両親も、〝さすがにこれはまずい〟と思われたのでしょう。私の勧めで精神科の受診を受け入れられました。また、親の世間体から無理に全日制高校へ進学させたことに対しても、深く反省されたようでした。

進路選択にあたっては、体力に見合った高校選択に加えて、子ども自身の意思表示と自己決定が極めて重要なことがおわかりになったかと思います。

中高一貫の名門校、無念で転校もできないまま……

Dさんは、全国的にも有名な中高一貫の名門私立中学に合格しました。しかし、中学入学後、間もなく、6月に起立性調節障害（体位性頻脈症候群）を発症しました。「怠け」

と思った両親が力づくで登校させていました。しかし、通学に1時間以上かかるので、それだけで疲れてしまうのです。かろうじて半分程度は、午後から出席できましたが、徐々に悪化の一途をたどり、中学3年生の秋には全く出席できなくなりました。

もしDさんが地元の公立中学校に通っていたなら、高校は定時制か通信制を選ぶのが得策と思われるケースです。しかし、中高一貫校というのは、よほどのことがない限り、転校はできません。自動的に内部進学になってしまいました。

そして高校進学後は予想どおりの展開で、ほとんど登校できませんでした。Dさんは、〝出席しなくてはいけない、でもできない〟という心の葛藤から、自責の念が強くなり、誰とも顔を合わせたくないと言って、ひきこもりになりました。2、3学期には完全な昼夜逆転の生活になってしまいました。

本来なら、この時点で留年、あるいは中退が決まるのですが、「学校側の配慮」で高校2年生に進級することになりました。これには、両親の強い要望があったからです。本人も両親も名門校卒業への執着を断ち切れず、中退という選択ができなかったのです。私は一貫して、「早く中退するほうが心の傷は浅く、立ち直りが早くなる」と説明したのですが、そうはなりませんでした。

Dさんは、その後、毎日毎日、「学校に行かないといけない、でも（学校に）行けない」と、そのことばかりが頭をめぐり、ほかのことは何も考えられなくなりました。ゲームをしているときだけ、忘れることができるので、昼夜逆転のゲーム生活になりました。そのたびに、親子で激しい言い争いになります。心の葛藤は解消されないまま、親子とも地獄のような日々を送ることになりました。学校に行けずに悶々として昼夜逆転の生活を送るよりは、開き直って気楽にのんびりするほうがはるかに心身にはよいのですが、事態は逆のほうに向かいました。

結局、高校3年生で留年が決定し、私に説得されて、ようやく中退を決意しました。しかし、そのときには体位性頻脈症候群は最重症となっていました。もはやすぐには回復しません。心も身体もボロボロになってしまいました。その後、2年間はゲーム三昧、昼夜逆転でひきこもり状態でした。

最近、Dさんに「これから先のことをどう考えているの？」と質問したら、「まだどうしていいかわからない」と言いました。もうすぐ20歳を迎えるというのに、心身とも疲弊しきっているので、将来を考える力が出てこないのです。

このケースから学べることは、高校中退が遅れれば遅れるほど、心身への悪影響を及ぼす、ということです。もし、起立性調節障害で留年したなら、いさぎよく進路変更をしたほうがよい、ということがわかります。

しかし、Dさんと両親には、それができなかったのです。「名門校の生徒」という名声を捨てられなかったからです。このような人の心の機微をうまく説明しているのが仏教の考え方です。人はそれぞれ、執着心というものがあります。執着心の元は「欲」です。Dさんの場合には、厳しい受験に勝ち抜いて手にした名門校の切符、この切符を持ち続けていたい、という「欲」が執着となって現れたのです。執着を断つというのは、とても苦しいことです。

例えて言えば、貯金とか家とか、そういうものに対する執着を断って捨てなさい、と言われても、そう簡単にはできません。とても難しいことです。しかし、その執着を断てないために、地獄のような苦しみにどんどんと陥ってしまうことがあります。欲を捨てる、執着を断つ、というのは、非常に難しいでしょう。しかし、それがとても重要な人生修行のひとつなのです(5)（後述）。

(5)　仏教理論の基本となる考え方として、「諸行無常」「諸法無我」「涅槃寂静」というものがあり、これを「三法印」といいますが、いずれも欲や執着を断つための理論です。

高校中退したケースから学ぶこと

以上のケースから、起立性調節障害のために欠席が多い子どもでは、前もって高校進学について十分に考えておくことが大切です。その理由は、何度もくり返しますが、高校は中学校と違って、進級に際して出席日数が重視されるからです。

公立高校では、原則的に、ある特定の授業を3分の1（約12回）以上欠席すると進級が危ぶまれます。例えほかの授業は全出席でも原則的には留年です。起立性調節障害の子どもが1時間近くも通学時間をかけて、しかも12回未満の欠席で1年をやり抜くというのは、かなりハードルが高いということを知っておいてください。

高校で留年すると、ほとんどが中退になります。再び学校に行く気力はなくなってしまいます。高校中退して何が一番いけないかというと、モチベーションが非常に下がってしまうことです。

〝中退したらほかの通信制高校通学型にでも転校したらいいじゃないか〟と気軽な気持ちにはなかなかなれません。子どもはもう思いを込めて、「この高校！」と気を張り詰めて進学していますから、それがへし折られると、回復に2～3年ぐらいかかります。非常に時間がかかるのです。もし、両親までが一緒に落ち込んでしまうと、いっそう回復に時間がかかります。

また一方、高校の出席率が半分程度なのに、温情で高校2年生、3年生と進級させる高校は、面倒見もよいように思われますが、これがかえって子どもの心の重荷になり、回復が遅れることがある点も覚えておきましょう。

通学時間や電車の混み具合(座っていけるのか)などにも十分配慮してください。ずっと立ちっぱなしというのは予想以上に負担が重いのです。高校見学の際には、実際に登校する時間に起きて、混んでいる通勤電車に乗って、その学校までたどり着けるかどうか、何回か挑戦してみないといけません。

第4章　子どもの自主性を育むには

これまで、暗い話ばかりしてきましたので、ここからは、成功したケースを紹介しましょう。これから紹介するケースは、たまたま成功したのではありません。成功するためには、子どもの病気を治すだけでは不十分です。起立性調節障害を克服するには、身体的治療だけでなく、子どもを取り巻く状況、すなわち家庭や学校の環境のすべてにおいて、心理的あるいは社会的なストレスに対してうまく対処でき、さらに子どもが自ら進んで意志決定し、自ら行動し、その結果に対して責任を取れるような人間に成長することが必要です。すなわち、「自主性と自己責任を高める」がキーワードになります。一言でいうと簡単ですが、実はこれが子どもにとっても保護者にとっても非常に難しい問題なのです。

起立性調節障害の子どもには人一倍強い自主性が求められる

起立性調節障害というのは、体がとても重たくなる病気です。重症の子どもでは、「からだに10kgか20kgの重りが縛りつけられているようだ」と言います。その重りを背負って毎日の生活をするのは、かなりつらいことです。

少年少女時代をようやく過ぎた思春期の子どもは、まだまだ楽しいことをしたいものです。友達と遊びたい、あちこちに遊びに行きたい、学校に行って勉強もしないといけないと思っていますが、起立性調節障害の子どもは全く体が思うようになりません。しかも、周囲からは元気そうに見えるのでわかってもらえない。いったい、どうしたらいいの？　という心の苦しみがあるのです。

一方、保護者は40～50歳代になり人生も半ば、職場や家庭において非常に責任のある立場にあります。絶えず忙しく、家庭生活でも時間的余裕が非常に少ないのが実情です。

子どもが中学生になり、子育てが一段落し、元気に学校に行ってくれれば、親としてはかなり負担が軽くなるはずです。

その時期に子どもが病気にかかるというのは、物理的にも精神的にも重圧になってきます。保護者自身が逆境のなかにありながら、波乱の思春期で心に苦しみをもつ子どもを、いったいどのように導き支えたらよいのでしょうか。

起立性調節障害という病気は、薬を服用しただけで体調が全快するような簡単な疾患ではありません。治療には、薬物療法よりももっと重要な非薬物療法があることは、前書『起立性調節障害の子どもの正しい理解と対応』ですでに述べました。非薬物療法には、生活リズムの立て直し、運動療法、体水分量の増加などが含まれますが、これを実行するのは非常に難しいことです。

目が覚めず体を起こすのが精一杯、起きても体が重く動けない、このような子どもが病気に向き合って自ら治療に取り組むには、人一倍の強い「自主性」が要求されます。平均的な子どものもつ「自主性」では足りないのです。病気に真正面から向き合えるだけの「自主性」が必要なのです。

さらに人一倍強い「自己責任の意識」も大切です。治療行動を自主的に開始するか、しないか、それによって、病気が治るか、悪化するかの結果が出ます。そこに自己責任の原則が発生します。したがって、この病気に子どもが向き合うには、「自主性」と「自己責任」という2つのキーワードが非常に大切になります。

しかし普通の親は、子どもに「何でも自分ですることが大切だ、自主性が足りない」と説教します。これではかえって自主性は育ちません。保護者が子どもの治療行動に過干渉になったり批判すると、たいていの子どもは「こうなったのは親がうるさいせいだ」と責任転嫁をするようになります。口に出して反抗するか、あるいはだんまりを決め込むかのいずれかの行動を取り、自己責任感がいつまでも育ちません。

では、なぜ親はこんな説教をしてしまうのでしょうか。その理由は、やむを得ないことなのですが、一般的な親は「子どもの精神発達理論」を知らないからです。そこで、精神発達理論からみてどのように自主性が発達するのか、学ぶことが必要になります。

自主性はどのように発達するのか

子どもの精神発達理論には、エリクソンの「ライフサイクル8段階」仮説が一番よく知られています。特に自主性は、出生後から小学校に入学する前までの6〜7年間に徐々に発達していきます。エリクソンはその時期を3つに分けて、乳児期（出生後から2歳ぐらいまで）、幼児期前期（2歳から4歳ぐらいまで）、幼児期後期（4歳から7歳ぐらいまで）のそれぞれの段階に、乗り越えなければならない大切な課題があるとしています。

(1) 乳児期（課題は基本的信頼の獲得）

赤ちゃんが生まれると、両親は新しい命を授かって心から喜び、大事に大事に育てます。赤ちゃんの笑顔、泣き声のすべてが愛おしく、授乳やおむつ替えにも喜びを感じるものです。

赤ちゃんは親の庇護がなければ全く生きていくことができません。おっぱいを与えてもらって飲むだけの非常に受け身な存在です。母親に優しく抱かれて、おいしいおっぱいをお腹一杯に飲む、お腹がすいたりおむつが汚れてもエーンと泣きさえすればすぐに母親が来てくれて、笑顔で何でもしてくれるのです。

まるで王様のような快適な生活は、長い人生でも乳児期だけです。そのおかげで赤ちゃんは、自分のそばにいる人間を安全で安心な存在と認識できるようになります。このような快適な人間関係の体験こそが、対人的な基本的信頼の心の基礎になるのです。その結果、赤ちゃんは多少人見知りがあったとしても、周りの人に笑顔で接することができ、さらに活動性を高めていくのです。

ところが、赤ちゃんの生活環境がこのような安全、安心な状況ではなく、両親が不仲であったり、極端な場合には虐待のような危険な状況であれば、不快な体験を繰り返すことになり、人を信じることができなくなります。対人的な基本的信頼が育つどころか、人間を見ると恐怖を感じて、警戒心の塊になり、赤ちゃんに活気がなくなります。ひいては、将来的な対人不安や社会不安障害などの芽が出ることになります。

（2）幼児期前期（課題は自律性の獲得）

2歳頃までに基本的信頼という第1段階の課題をクリアできると、赤ちゃんは元気で生き生きとします。1歳頃からは一人歩きができるようになり、運動神経や感覚神経も活発化してきます。

排尿についても、それまでは膀胱が充満すると自動的に排尿してしまう状態ですが、1歳を過ぎる頃からは、尿意を感じると、親に「チッチ」などと教えるようになります。親はおむつを替える必要がなくなりうれしくなるので、赤ちゃんに「えらいね、よく言えたね」と褒めます。親に優しく褒められて赤ちゃんもうれしくなり、排尿を制御する括約筋の機能がさらに高まり、排尿を自分でコントロールできるようになります。すなわち、自律性が高まることになります。

また、一人歩きができるようになるので、面白くて部屋のなかをあちこち移動したり、親と一緒に戸外に出て遊ぶなど、行動が広がります。このように、どんどんと自律性が育っていくのです。

健やかに成長していれば、すでに親への基本的信頼が高まっているため、親の行動を真似（模倣）するようになります。食事ではスプーンを自分で持ちたがったり、あるいは箸を持とうとします。目を離した瞬間に、ハサミや台所用品を勝手に触るようになります。それに伴って、親がハッとするような危険なこともしてしまいます。

このときの親の対応で大切なことがあります。危ない！　と思って、もし子どもをひどく叱ってしまったり、うっかり叩いてしまうと、子どもは大変に怖がり、恐怖で大泣きします。心の底から信じて安心できる親から突然に叱られると、赤ちゃんは恐怖を感じて、「この人はいい人なのだろうか？」と親に疑いの目をもちます。

しかし、親が泣く子を優しく抱きしめて、ゆっくりとお話しして「ハサミの刃のところは、手が切れるから危ないのよ、今度から気をつけようね」と安心させると、子どもは再び、親への信頼を取り戻します。褒められたり、優しく叱られたりの経験を繰り返して、子どもはだんだんと日常の行為を上達させ、自律性を卒業し自主性の芽が育ってきます。

この時期の子どもは何でもしたがりますが、着替えをすることもなかなかうまくできないことがあります。そこで親がついつい先に手を出して、子どものすることを先にやってしまったり、取り上げてしまったりすることがあります。しかし、これが度重なり日常的になれば、子どもは自主的に行動しなくても済んでしまいます。子どもが自分で何かをしているときには、横にいてあげて笑顔で見守ることで、子どもは安心して行動できるのです。このような毎日の小さな経験が積み重なって、子どもの自主性は育っていくのです。

もっと好ましくない状況、すなわち、子どもが何かをするたびに親が怒ったり叱るだけなら、子どもの心はどのようになっていくでしょうか。この場合、子どもは叱られないように、自分から行動することをやめて、いつも親の顔をみるようになります。

すなわち、自分から積極的に何かをすることに恐怖を感じてしまい、自主性が育たず、指示待ち人間のようになると言われています。さらに、たまたま親に叱られなかったときの行動や行為は、よいことと思い込むようになり、それを繰り返すようになります。ばかばかしい行為と思いながらもそれを繰り返してしまうような強迫性行動の芽が出てくることになります。これらの心のひずみは、後の思春期になってから明らかになることが多いのですが、それ以外にも精神的に不安定で、奇妙な行為を繰り返すケースもあります。

(3) 幼児期後期（課題は自主性の芽生え）

乳児期と幼児期前期の課題をうまくやり終えるのは、通常は4～6歳です。この時期になれば自主性の芽が育ち、幼稚園や保育所で子ども同士の集団生活にも慣れて活動範囲がさらに広がり活発になってきます。あれもしたい、これもしたい、と欲求が増え、それに伴って自主的な行動が非常に増えてきます。「自主性の獲得」の始まりです。

しかし、やって良いことと悪いことの善悪の価値基準が十分に育っていないので、羽目を外して危ない行為をしたり、人に迷惑をかけてしまうことも少なくありません。子どもは子どもなりに行動や行為の基準が必要であり、それを求めるのです。「これをしてもいい？　ダメ？」を確認する行為もこの時期にはよくみられることであり、それでよいのです。

子どもの行動・行為の基準に最も影響を与えるのは、親の考えと行動・行為です。子どもは乳児期の「基本的信頼」をベースにして、親に依存しながら自律性を高め、自主性を伸ばしていくのですから、最も信頼している保護者の行動・行為が子ども自身の価値基準になっていきます。健常な子どもでは、親がするように自分もしたい、自分も父親や母親のようになりたいと思うのは当然のことです（これを専門用語では「同一性」

といいます)。

したがって、両親は仲睦まじくお互いに尊敬し合い、いつも明るい表情でにこやかに暮らし、子どもが安心できるように努力することが大切です。意識してもしなくても、子どもは少しずつ、大好きな親を目指して自主性を伸ばして成長していく、これが健やかな心の発達といえます。

ところが、もし何らかの理由で親の心が不安定でイライラし怒りやすく、ちょっとのことで子どもを叱ったりする状況なら、子どもは安心できず心が乱れ、自主的で活発な活動をやめてしまいます。あるいは、両親の仲が悪く険悪な関係であり、互いに批判し不機嫌な表情でいるなら、子どもは親を好きになれず、親を目指して成長することを無意識のうちに否定してしまうと言われています。このような状況が長く続けば、その後の発達過程でとても大切な「同一性」が損なわれます。

「同一性」とは、自分はどうなったらいいのか、誰を手本に生きたらいいのか、という考えが知らず知らずのうちに成長とともに心にできあがっていくことです。それが未形成であったり不具合があると同一性が混乱し、自主的な行動が取れなくなってしまうと言われています。したがって、両親はお互いを尊敬し合い、慈しみ合い、楽しい家庭を築き、子どもが親を手本にできるように、さらには親が子どもに必要以上の手出しをせず、過干渉にならないことがこの時期においてとても大切なことなのです。

エリクソンのライフサイクル８段階には、この続きがあり、児童期、思春期がありますが、私のこれまでの臨床経験から考えると、自主性の発達に最も重要な時期は、前述した乳児期、幼児期前期、幼児期後期の３段階だと思います。

それぞれの段階で述べたような課題を獲得することが大切であり、もしそれができなかった場合には、自主性が十分に育たない場合があるのです。何らかの家庭的な問題で、子どもが安全・安心・安定した環境になければ、思春期以後になって心の問題が表れてくることがあります。しかし、その場合でも、もう一度、時間を十分にかけてやり直すことで、再教育の効果が表れて自主性が育ち、心が安定してきます。

起立性調節障害の子どもの自主性を取り戻す

(1) 起立性調節障害の子どもは自主性が欠けているのか?

起立性調節障害の子どもの自主性を考える場合、とても大切な視点があります。起立性調節障害の子どもは、自分から率先して朝に起床しようとせず、夜も早く寝ようとせず、スマホやゲームにふけり、自分から日常生活を整えようとする意志がないようにみえます。しかし私は、起立性調節障害の子どもに自主性がないからダラダラしている、とは考えていません。

たとえ自主性がしっかりと育った子どもでも、起立性調節障害になってしまうと、全く自主的な行動がみられなくなります。病気に負けてしまっている、あるいは、まるで病気を治そうとする気すらないようにみえることもあります。これだけをとらえて、この子には自主性が育たなかったのだ、と考えてはいけません。

なぜなら、起立性調節障害という病気は、周囲が考えているほど、生易しい病気ではありません。重症度が中等症以上では、本当にどうしようもなく体が重くてつらいつらい病気なのです。午前中は動こうにも動けません。ちょっと動くだけで気分が悪くなり頭も痛くなり、吐き気がします。症状を押して無理をして動いているうちに失神してしまいます。その一方で、夕方からは元気になり夜は寝たくても眠れないのです。

通常の家庭に育ち、普通に成長した子どもがこの病気を直ちに受け入れて、病気を克服しようと行動を開始するのは、極めて難しいことです。まず、保護者や周囲の大人はその事実を知っておくことが大切です。起立性調節障害の子どもと一般の子どもに対して、心身の健康調査をしたところ、自尊感情や自主性に関する項目では両者の間に差は認められませんでした（未発表データ）。ほかの研究においても、起立性調節障害に自主性がないという科学的データを示した論文はありません。起立性調節障害の子どもは自主性がない、根性がない、と考えている人は、起立性調節障害という病気の本質や症状のつらさを知らず、見た目だけで子どもを判断している人なのです。

話は変わりますが、私は保護者に次のようなたとえ話をします。世の中の大人の多くは「喫煙」の害を知っているはずです。食べ過ぎ太り過ぎの害も十分に知っているはずです。しかし、禁煙ができず、食べ過ぎて肥満になり、肺がんや生活習慣病に陥り、国家の膨大な医療費を増やし続けている大人が、どこの病院にもあふれています。大人になっても、自分の身体を維持するための健康生活ができない人がたくさんいるのです。恥ずかしながら、医者のなかにもたくさんいるのです。そう考えると、思春期前後の子どもに、「自分の生活を整えなさい」と言っただけで、簡単にできるわけはないことは理解いただけると思います。

(2) 起立性調節障害の子どもの自主性を高める

自主性がある子どもであっても、起立性調節障害を発症すると自主性がなくなるようにみえると述べました。では、そのような状況でどうすれば自主性を高めることができるのでしょうか。ここでエリクソンの8段階を思い出してみましょう。親にとって最初の3段階に必要なことは何だったでしょうか。それは、子どもとの信頼関係、子どもが家庭を安全・安心・安定だと思えることです。子どもが自ら自主性を伸ばすように、親は優しいまなざしで見守ることです。これをもう一度、時間をかけて忍耐強くやってみることです。これが最も大切なことなのです。思春期は子どもでない、かといって大人でもない、指導や支援が難しい年齢段階です。では具体的に、どのように忍耐強く見守ればいいのでしょうか。

それには起立性調節障害の子どもに対して、トータルな視点から見守ることが必要です。「トータルな視点」とは、人の存在を、肉体的、精神的、心理社会的、霊的のすべての視点から考えるという意味であり、その人に関係するすべての事象に対して関心を向けるということです。すなわち身体的治療に限らず、その子どもの個性、学業の得意不得意、対人関係、さらにはこれらを踏まえたうえでの高校、就職、専門学校、大学へと進む将来の進路までを総合的に考え、さらに親自身の心を落ち着けて、子どもを見守ることです。前章で提示したケースの多くでは、このトータルな視点が欠けており、「とにかく学校に行ってくれれば、それでよい」という、ごく普通の保護者の考え方であったと思われます。

保護者が注意するべきことは、子どもがこれらの行動へと一足飛びに変化することはあり得ない、極めて少しずつしか進歩しないし、その進歩はあまりにも遅々としているので、子どもを毎日見ている保護者の目にその変化はわからない、という認識をもっておくことです。もっとわかりやすく表現すると、子どもの症状や状態が悪化しなければそれでよい、もし子どもが全く登校できない状態でも、自宅では精神的に安定し食事をこれまでと同じ程度に摂れているのであれば、それを肯定的にとらえて忍耐強く見守ることです。子どもがいつまでもダラダラしているように見えて、全然回復していない、と心配が募るでしょうが、その考えは横に置いて、子どもの身体と心に関する客観的な評価は専門家に任せよう、という心構えをもつことです。

では、どれぐらいの期間、保護者は忍耐強く子どもを見守ればよいのでしょうか。それは起立性調節障害の重症度によってさまざまです。軽症では数か月という短い場合もありますが、重症では数年以上かかると考えたほうがよいでしょう。とても長くかかる場合もありますが、忍耐強く見守れば10年以上かかっても必ずよい方向に向かい、立派に社会復帰していきます。必ずよい方向に向かうと信じることが保護者の心構えで最も大切なことです。

(3) トータルな視点で高校進路を選択する

普通に中学校に登校している子どもが高校進路を選択する場合、一般的には中学校の進路指導の教師や担任――子ども――保護者によって、いわゆる三者面談をします。そのなかで、高校選択は特別な希望がない限り、たいていは中学校の成績（内申書）に照らし合わせた高校に願書を出すことになります。少しでも偏差値ランキングの高い高校を目指すという、偏差値を重視した考え（偏差値的視点）から高校を選択します。

しかし、体調不良が続いている起立性調節障害の子どもにはこれを当てはめてはいけません。すなわち、高校選択においては、子どもが高校進学後に直面する「すべての事態」を予測し、高校を選択する以前からそれらに対する対策について十分に練っておく必要があるのです。

直面する「すべての事態」とは、子どもの起立性調節障害の重症度、高校進学の意義と意欲、自宅から高校までの通学時間や交通状況、高校の教育課程、授業カリキュラム、教育指導方針、校風、学力レベル、留年になる欠席日数などを含みます。さらに進学希望の高校のそれぞれについてこれらの内容を子ども自身が事前に情報を収集し、そのうえで子ども自らが自己決定することが重要です。保護者は子どもが自己決定できるまで忍耐強く、助言はできるだけ少なく、見守ることです。

親が忍耐強く見守ることが大切だと述べました。そのためには、親が心を平静に保つことが大切です。しかし、これが本当に難しいことなのです。そこで、Eさんを例にあげて、もう少し深く説明しましょう。

(4) 心の平静を保つことの大切さ

さて、子どもの自主性を高めるには、親が忍耐強く見守ることが大切だと述べました。

Eさんは聡明で優しい子どもでした。小学校6年生に起立性調節障害を発症しました。朝がだるくて起きられずに、欠席が始まりました。中学に入学したら環境が変わって治るかも、とご両親は期待されましたが、症状は続きました。学校にやっとの思いで登校していたのに、不運なことにクラスでいじめにあい、ますます症状が悪化、ひきこもりになりました。中学3年生で受診しましたが、遷延性起立性低血圧でした。心理的には対人緊張が強く、さらにうつ病も発症していました。治療で徐々に改善はしましたが、本人の体力、気力とも乏しく、高校進学を見合わせることになりました。

しかし、ご両親、特に母親はEさんに期待していただけに、その落胆ぶりは想像以上でした。「Eが中学校でもう少し頑張っていたら、高校にも進学できたのではないか、あるいは、自分がEを責めすぎたり、叱りすぎたりしたのが、悪かったのか」こんな気持ちが毎日、頭をぐるぐる回り、心は散々に乱れました。受診時にお聞きしたところ、「自分が悪かったのではないか、と思うと、夜も寝られなく、涙が自然に出てきます」と話されました。お母さま自身が非常に落ち込んでおられるようでした。１日中、何もする気力がなく、これまで楽しめていた趣味にも興味がなくなりました。食欲もなく少し体重が減ったようでした。このようなケースは、うつ病の発症を強く疑わせます。

起立性調節障害でひきこもりや不登校になった子どもをもつ保護者は、精神的にダメージを受けることが少なくありません。特に、診断がなかなかつかなくてあちこちの医療機関を転々とした場合などは、親子とも疲弊してしまいます。「いったいこれは病気なのか」「怠けているのか」という子どもを疑う気持ちが親自身をますます苦しめてしまいます（この点、いじめなど原因が明確で不登校になった場合は対処法や方針が決まりやすく、保護者自身の気持ちもしっかりするのですが、起立性調節障害の場合には出口が見えないような気持ちになってしまうのです）。起立性調節障害の診断がついて治療の道筋や病気の見通しがわかれば、一般的には比較的短期間で精神的に回復します。ところが、真面目な性格の保護者のなかには、自らの子育ての至らなさを後悔して自分を責める方がおられます。「自分がダメな人間だから、子どもがこうなってしまったのだ」

と考えてしまうのです。Eさんの母親がそうだったのです。

Eさんの母親には、うつ病の可能性があることを伝えて、メンタルクリニックの受診を勧めました。向精神薬を服用することで症状はかなり回復されたので一安心できました。ただ、子どもの将来を考えると不安になるという心のパターンを変えることができませんでした。きっと病気から立ち直り、元気に社会で活躍する日が来ることなど想像もできないのでしょう。そんなとき、私はこれまでに出会った素晴らしい患者さんたちの経験談をお話しすることにしています。

【保護者ガイダンスで「心の平静」の大切さを学んだF子さんの母親】

F子さんは小学6年生、聞き分けのよい育てやすい子どもでした。1年前から喉の痛みを訴え、原因不明の高熱が続いた後、強い倦怠感が持続し不登校になりました。抗うつ剤を処方されましたが、夏休みに症状はさらに悪化、自宅でほとんど寝たきりとなりました。初診時は顔色が悪く、倦怠感が強く、座ることすらできない状態でした。検査で自律神経の異常が少しみられましたが、病気に対してご両親が絶望的になっていることが問題でした。

外国にSelf-fulfilling prophecyという言い方があります。日本語では自己実現的予言と訳されています。予言したという事実によって実現してしまう、すなわち、心に描いたイメージはいずれ実現するという意味で、経済学や経営論では有名な概念です。Ｆ子さんのご両親は、Ｆ子さんはもう一生ダメなんだ、と思ってしまったことで、本当にダメになりかけていました。左前になりかけた証券会社が、取り付け騒ぎで本当に倒産してしまう様子に似ています。

そこで、Self-fulfilling prophecyから脱却するために、「３つの態度」という理論を両親にガイダンスしました。

態度１：子どもの素晴らしい点を見つけて、心から喜ぶ。
態度２：子どもの悪い点を、いつも心配する。
態度３：子どもを冷静に客観視し、「心の平静」を保つ。

態度2はSelf-fulfilling prophecyに相当します。「心配する」という行為は、子どもにとっては「注目してもらえる」「見てもらっている」というご褒美と同じ意味があります。

すなわち、子どもの悪い行動、悪い状態に親がご褒美を与えているという、妙なカラクリが起こることになります。このご褒美を心理学では「強化子」と呼び、悪い行動を強化する因子です。

そこで強化子を取り去るために、ご両親に対して、態度2をやめること、たとえ、子どもの症状が悪化しても、態度3を実行し、心の平静を保ち続けることが大切だと説明しました。さらにF子さんの素晴らしさを発見しよう、発見したら心から喜び、褒めてみましょうという、態度1を実践する宿題をしてもらうことにしました。少々、時間をかけて説明しましたが、それだけで4週後には、起き上がるぐらいに元気を回復し、2時間ほど登校を再開するようになりました。母親に聞いたところ、「先生に言われたとおり、「3つの態度」を一生懸命やって、心の平静を保つようにしています。この頃は子どもが不安なことや不平不満を口にするようになりました。私はただ、うんうんと聞いています」と言いました。

心身医学の考え方によると、心と身体は密接に関連しており、心の悪い状態が身体の病気を発症させたり、持病を悪化させます。これを「心身症」といいます。すなわち、心の苦しみが原因となって現れるさまざまな身体症状（心因反応といいます）は、内的葛藤（心のなかの苦しみ）を言語化（心を苦しめている原因に気づき、それを言葉にして直接話してみること）すると、心の苦しみが軽減し、心が癒されて身体症状が治っていくのです。

母親はＦ子さんの話に、心の平静を保ちつつ耳を傾けたことによって、Ｆ子さんは心の苦しみを言葉に出してはき出せるようになったのです。一朝一夕にはいきませんでしたが、１年後、Ｆ子さんは完全に復学しました。感情表現も豊かになりました。母親はこれまでをふり返り、「小さい頃から、ほかの子どもに負けじと、いっぱい習い事をさせました。病気になったことで、自分たちは自分たちのペースで生きようと思いました。親が心配しなくなったら、実際に本人も元気になり、これで大丈夫だと実感しました。Ｆ子は本当に素晴らしい子です。今は毎日が楽しいです」と言いました。

親の心が変わったとき、家族を覆っていた闇が消え去っていきました。私は「心」の神秘性に感動したものです。

少し長くなりましたが、この話をＥさんの母親にしたところ、「できるかどうかわかりませんが、私もやってみます。学校のことは子どもに任せます」と言われました。

Ｅさんは、自宅で起立性調節障害とうつの治療に専念しました。２年間はまるでパソコン依存症となったかのようでした。昼夜逆転で、YouTubeを見たり、ゲーム三昧の生活でした。そんな子どもの姿を毎日目にしているご両親は気が気でありません。しかし、３つの態度をできるだけ守ろうと努力しました。心配事が自然に心に湧き上がってきても、忘れるようにと心を切り替えるようにしたのです。すると、不思議なことに母親もだんだんと明るくなってきました。２年後に18歳になったＥさんは、ある日突然、「高校に行く」と言い出しました。通信制高校を自分で見つけてきて、自分で申込みをして、登校を始めたのです。これにはご両親も驚きました。続かないかもしれないと思いながらも、心配しない心で毎日を生きました。子どもの明るい未来を信じて、心を平静に保つことができるのか？　これができたご両親の子どもは、ほぼ100％、立派に社会復帰しています。

高校進路選択で成功するには

第3章、第4章を通して、起立性調節障害の子どもが高校進学を上手に乗り越えるための基本的知識、サポートのためのノウハウ、保護者の心構えについて、述べてきました。ここで、高校進路選択で成功するための条件を整理しておきます。

(1)　医療機関において起立性調節障害と診断された場合、そのような病気にかかったという事実を、本人、保護者がまず冷静に受け入れる。「病気かもしれないが、半分以上は怠けているのだ」という批判的な考えは、いったん横に置いておく。

(2)　起立性調節障害の重症度を判断する。できれば、医療機関においてガイドラインに沿った検査を受け、診断を受ける。さらに非薬物療法や薬物療法などの適切な治療を受ける。

(3) 起立性調節障害が中等症～重症では、多くの例で登校に支障が出ている。それが治療によって短期間に劇的に改善し、登校に支障が全くなくなる、という症例はまれである。したがって、治療効果が悪いからという理由で、あちらこちらの医療機関に子どもを連れ回すことは、やってはならない。子どもへの心理的負担が増えて、起立性調節障害がより悪化することのほうが多い。

(4) 欠席が長期化する場合でも、悪化を最小限にとどめておくために、ガイドラインによる基本的な非薬物療法や薬物療法は続けておくほうがよい。ただし、いずれの治療も本人が怠る場合が多いが、保護者が躍起になって治療を続けさせようとしないことである。担当医から本人へ、治療の重要性を説明してもらうことは必要である。

(5) 病状が長期化し不登校状態になった場合、本書で説明したように、保護者は不安と怒りと絶望感に打ちひしがれる。しかし、保護者の暗い心は、さらに暗い将来を妄想させることになる。常に明るい心をもつこと、心が乱れてきたときには、「心の平静」を保つように努力されたい。

以上、このような医療上の注意点や、保護者の心のもち方が、成功するための条件となると考えています。そのうえで、高校進路選択では基本的な知識と方針を知っておくことが大切です。ただ、読者のなかには、近隣に適切な医療機関がない方や、それがあっても子どもが医療機関への受診を拒否してお困りの方もおられるでしょう。そのような方に参考にしていただけるように、以下にポイントをまとめておきました。

高校進路選択においては、第2章で述べた調査結果からわかるように、中学3年生2学期後半～3学期（10～1月）の出席状況を、高校選択の判断材料にするのが最もよいでしょう。その目安を表2に示しています。簡単に概説すると、

◆たまに遅刻するがほとんど出席できて

表2
中学3年生2学期後半～3学期（10月～1月）の出席状況を判断材料にする

出席状況	アドバイス
たまに遅刻するがほとんど出席できている	高校1年生から登校可能、ただし、通学状況の考慮が必要。
ほぼ毎日遅刻だが午後から出席できる	強い意欲があれば、1時限目からの出席は可能だが、午後から授業の通信制高校通学型か、定時制高校のほうが得策。
半分以上の欠席状態	全日制高校への進学は無理をしないほうがよい(中途退学の可能性が高い)。週に2～3日、午後から授業の通信制高校通学型がよい。
ほとんど毎日欠席で、自宅にひきこもりがち	高校進学を遅らせるほうがよい。あるいは、週に1日程度、午後から授業の通信制高校通学型か、同添削型がよい。

いる場合、本人が希望する高校であれば、朝からの登校可能と思われます。ただし、通学時間や利用交通機関の状況（混み具合など）などを考慮することが必要です。

◆ほぼ毎日遅刻だが午後から出席できる場合、本人が目標高校に強い意欲があれば、1時限目からの出席は可能と考えられます。しかし、目標高校が特に決まっていない場合には、体力に見合った授業カリキュラムの高校（例えば、午後からの通信制高校か、定時制高校）を選択するのが得策と思われます。

◆半分以上の欠席状態が続いているとき、全日制高校への進学は無理をしないほうがよいでしょう。中途退学の可能性が高いからです。週に2〜3日、午後から授業のある通信制高校が得策でしょう。

◆ほとんど毎日欠席で自宅にひきこもりがちの状態で、本人が自ら高校進学を言い出さない場合には、進学を遅らせるほうがよいでしょう。もし、本人が進学を望むなら、週に1日程度、午後から授業のある通信制高校が適していると思われます。

これらはあくまでも目安ですが、参考にしてください。

【ケース紹介（体調に見合ったカリキュラムを提供できる通信制高校へ進学したGさん）】

Gさんは中学2年生で起立性調節障害を発症しました。診断は、起立直後性低血圧です。中学3年生では午後から半分程度出席できていましたが、雨続きの天候や、疲労がたまると、立て続けに欠席してしまう状況でした。前述のCグループよりも出席は悪く、Dグループよりもよい、というレベルでした。そこで、Gさんに「高校進路ガイダンス」を行いました。起立性調節障害の重症度、本人の心理状態、ご両親の考えなどを総合的に判断したうえで、Gさんには次のように説明しました。

「現時点でどうしてもこの高校に進学して自分の夢を果たしたいというならその高校を薦めるが、まだ決まっていないのなら、体調に見合った授業カリキュラムの高校を自分の意志で決めよう」

Gさんは、高校卒業後の将来の方向性はまだはっきりしておらず、特定の高校に進学する希望もありませんでした。そこで、Gさんは自分の体調に見合った高校に進学することを、自らの意志で決めました。このとき、ご両親の心のなかには、子どもに言いたいことが、実はたくさんあったのです。「少し頑張れば全日制高校に行けるかもしれないし、親としてはそうしてほしい」などと言いたかったことでしょう。しかし、私の説明に納得され、「高校選択は子どもに任せます」とおっしゃいました。ご両親にはじっと我慢してもらい、何も言わず、見守るだけにしてもらいました。その結果、Gさんはゆっくりと自分の気持ちと体調を考えて、自分の意志で高校を選択することができたのです。

通信制高校も学校によってシステムがかなり違います。Gさんが選択した高校は、2か月が1つの学期で、その間に選択した分だけ授業料を支払うシステムでした。高校の先生と相談して、最初の2か月間は無理がないように、週に2回、午後からの授業を選択しました。その後、徐々に単位数を増やして選択しましたので、無理なく登校ができました。Gさんの場合は、体調のよい秋冬には単位を多く取得し、夏は少なめにするという工夫をしました。高校2年生の秋から体調が回復し、大学進学の希望が出てきました。そこで、週3回は高校に通い、週2回は予備校に通い始めました。体力も回復してきたので、勉強もはかどるようになり、大学へは現役で希望の学部に合格できました。本人も大喜びです。大学進学後も、春や夏には症状は少し残っているのですが、自分で体調管理ができるようになって、元気に大学生活をエンジョイしています。

このように子どもの体力と体調に見合ったカリキュラムを採用している高校は、起立性調節障害の子どもにはとても好都合です。勉学が少しずつでも着実に進むと自信の回復にも結びつきます。Ｇさんは週に２回の通学が適していたのですが、起立性調節障害がもう少し軽症であり、午後からなら毎日登校できる程度の体力がある子どもでは、定時制高校（最近は多部制といって、午前、午後、夕方の時間帯に授業をするコースもあります）も選択肢となり得ます。何よりも子ども自身が自分の体力を冷静に判断し、高校進学に対する目的意識をしっかりもっておくことが大切だと感じます。

実際にはもっとさまざまなケースがあります。しかし、高校進学を乗り越える重要なポイントは、体力に見合った高校を子どもが自分の意志で選ぶこと、そして保護者が忍耐強く見守ることです。

第5章　高校進学以後の留意点

通学に関する注意点

第4章まで読んでいただいた読者は、どのような高校進路を選択したらいいのか、よくお考えいただけたと思います。そのなかにも記述しておりますが、通学には十分な注意が必要です。

公共交通機関を使って通学する場合、通常は30分以上、場合によっては1時間以上かかることも珍しくありません。起立性調節障害の子どもにとって、混んでいる電車やバスで5分以上も立ち続けるというのは、かなりつらいものがあります。日本小児心身医学会のガイドラインには「学校への指導内容や診断書の記載」という項目があり、「学校生活すべてにおいて、静止状態での起立を3～4分以上続けないこと」と記載されていることからも、通学途上で長い起立時間は避けたほうがよいでしょう。

どのような通学環境なのか、事前によく調べておくことが大切です。最低2回は学校見学に行ってください。１回目は高校の学校見学の際に、自宅から高校まで行ってみて、これなら通学は大丈夫かどうか、考えてみます。２回目は、「暑い日」の「平日」に「始業時間に間に合う」ように自宅から高校まで行ってみましょう。すなわち、２回目は入学後の通学を実地体験してみるのです。

平日の通勤電車などの混み具合は、電車通学が初めての子どもにはかなりストレスになりますので、通学途上の状況を十分に検討してください。また、２回目の見学では、実際に通学している生徒の顔ぶれや学校の雰囲気を肌で感じてみましょう。学校説明会とは全く違う学校の雰囲気がわかります。通勤電車が混みすぎたり、通学時間が長すぎたりして、高校を中退した子どもは、まれではありません。

学校・教師への理解を求める

起立性調節障害という疾患に対する理解は、学校関係者においても最近の数年で非常に進んでいます。しかし、最近の私たちの調査（2010（平成22）年2月）では約6割の教師は起立性調節障害という病名を知らない、と答えています。養護教諭（保健室の先生）のほとんどは、認知していると思われますが、一般教諭の認知度がかなり低いようです(6)。

ある保護者は、「学校の先生には起立性調節障害の認知度が低く、うちの子どもの症状を理解してもらうのにとても苦労しています。そこで、起立性調節障害ウェブサイトを印刷して、年度始めには担任の先生に読んでもらっています」「いくら説明しても、怠けと同じだ、と考える先生がいて苦労します」「現在は、『起立性調節障害の子どもの正しい理解と対応』という本が出版さ

(6) 正確なデータはありませんが、2016年には、ほとんどの教師が病名については知るようになった印象があります。

れているので、それを先生に読んでもらっています」などと言っています。

このように、学校関係者への周知は決して十分とはいえません。高校生になっても保護者が学校に正しい理解を求め続ける必要があります。

体育授業などの学校生活全般にわたる注意事項は、原則的には、『改訂 起立性調節障害の子どもの正しい理解と対応』118頁の「学校にしてほしい具体的なサポート」を参考にしてください。もし、起立性調節障害が改善すれば、それに応じて制限を緩めていくとよいでしょう。

クラブ活動など

起立性調節障害が改善すれば、運動系のクラブ活動も可能です。ただし、夜遅くまで活動を続けるようなクラブは避けてください。起立性調節障害の患者は、夜にテンションが上がって活動性が亢進します。うっかりすると夜遅くまで活動してしまい、翌朝に起床困難になる原因となります。これは、運動系のクラブに限らず、文化系のクラブでも同じことがいえます。

この対処法としては、子ども自身が自分の体力的限界を早めに感知できるようになることが大切です。例えば、夜7時頃までクラブ活動をし、夜11時までに就寝すれば、翌朝は7時までに起床できる、しかし、もし1時間遅れて、夜8時までクラブ活動をすると、翌朝は9時にしか起きられずに遅刻してしまった、などの試行錯誤を繰り返してみる必要があります。それで初めて自分の体力の限界がわかるのです。できれば、毎日、就寝時刻と起床時刻をカレンダーなどに書いておくと、何時ぐらいに就寝すれば生活リズムが維持できるかなど、正しい評価に役立ちます。

また、起立性調節障害は季節性のリズムがあります。一般的には春季、夏季に悪化するという特性があり、これは成人になっても残る場合が少なくありません。

運動系のクラブ活動は比較的元気な生徒が集まってきますから、担当教師も友達も起立性調節障害の病気があまり理解できません。クラブに入部するときには、「起立性調節障害をもっている」という説明を周囲の人に行っておくとよいでしょう。

家庭での日常生活について

最近は、携帯電話、パソコン、インターネットは必需品になりました。中学生・高校生は携帯電話が命の次に大切、というほど、手放せないものになっています。また、高校以後に大学などの高等教育や、知的職業のキャリアを目指す人にとっては、パソコンが必需品でインターネットを駆使することが必須になってきます。勉強や仕事量が増えると、それに比例してパソコンの前に座る時間が長くなります。パソコン作業が長時間になると、一気に起立性調節障害が悪化する人がいます。

あるケースを紹介しましょう。５年以上通院中であった大学生が、「もう1年以上、調子がよく、起立性調節障害は治ったと思っていたのに、最近、また体調が悪くなり、しんどくて仕方がない。大学も休んでいる。なぜだかわからない」と言ってきました。いつもどおり診察をしたときに、肩の部分、すなわち僧帽筋が非常に硬く腫れていることに気づきました。いつもよりも圧痛が強かったので、これはパソコンのやり過ぎではないかと尋ねたところ、「大学の勉強での情報集めとYou Tubeにはまってしまい、毎日夜2時頃までパソコンの前に座っている」ということでした。どうやら、同じ姿勢でパソコン作業を長時間毎日続けたことと、夜更かしで生活リズムが乱れたことが原因だと考えました。

そこで少し気の毒だったのですが、1週間、一切パソコンから離れることと、睡眠リズムを戻すことを指示しました。1週間後に受診してもらったところ、私の指示をしっかり守ったら症状はすっかり改善した、と元気になっていました。このように、起立性調節障害が改善したからといって、ほかの人と同じように、夜更かしやパソコン三昧の生活をすると、再発する可能性が非常に高いのです。そこで、日常生活においては、以下の4点に注意してください。

（1）連続してのパソコン作業は30分以内に制限しよう

一般的にいわれていることですが、パソコンのように画面を見て長時間作業を続ける仕事（visual display terminals：ＶＤＴ）では、腰や背筋、肩の筋肉への血行が悪くなり、また目を使い過ぎるので、眼精疲労を起こします。パソコン作業では、頭頸部を支えるための頸部筋肉や僧帽筋を非常によく使います。

筋肉が活動するためには、多くの血流を必要とします。しかし、起立性調節障害の患者では、健康な人に比べて心臓より上位に位置する頸部や僧帽筋への血流が低下しています（巻末資料参照）。酸素が十分に供給されない結果、筋肉に乳酸がたまり、筋肉が炎症を起こして腫れます。いわゆる肩こりです。

起立性調節障害の中学生では約３分の２が、肩こりが強く、僧帽筋が腫れていて圧痛があります。パンパンに腫れ上がって、触れるだけで痛がる子どももいます。肩こりは緊張性頭痛の原因になったり、悪化させたりします。起立性調節障害では約７割に頭痛を伴い、それがまた生活に支障を与え、運動を敬遠し、さらに起立性調節障害が悪化するという悪循環を形成します。

これと同じことが「脳」についてもいえるのです。脳も心臓よりも高いところにあります。起立性調節障害の人は健康な人に比べて立位や座位では脳血流が少なくなっています。脳細胞に十分な酸素と栄養分が供給されにくいのです。このような条件で、健康な人と同じようなパソコン作業をすると、脳の疲労が非常に激しくなります。

一般的にパソコンの連続作業は1時間以内が推奨されています。しかし、起立性調節障害の人では、前述の理由から連続してのパソコン作業は30分以内に制限したほうがよいでしょう。

(2) パソコン作業の合間に、ストレッチ体操をしよう

起立性調節障害や低血圧の人では、健康な人よりも血行が悪くなる部位、すなわち肩にある僧帽筋、脳、目への血行改善を怠らないようにします。筋肉への血流を増やすためには、筋肉の収縮と弛緩を緩やかに繰り返すことです。肩の筋肉を伸ばしたり、縮めたりするとよいのです。すなわち、ストレッチ体操がよいのです。どのようなストレッチ体操が一番よいのか、そこまでの研究は進んでいませんが、私がよく子どもたちに勧めているストレッチ体操を紹介します。これなら1人でも5分程度でできます(図6)。

肩こりには肩もみをします。「もむ」という動作はその部位にたまった静脈血を心臓

に送り戻す効果があり、それに伴って血流を増やします。１人で肩をもむのは難しいので、もし行うのなら、親子で交代交代で行うのがよいでしょう。

(3) パソコン作業は、夜11時までに切り上げよう

パソコン作業は夜遅くまでやってはいけません。一度、作業にかかるとなかなか止めることができないからです。パソコン作業をすると、眼精疲労を起こしやすく、交感神経活動が高まり、なかなか寝つけなくなります。起立性調節障害の人はたとえ成人しても、夜12時までに就寝するためにも、就寝前の１時間以内、すなわち、遅くても

図６
ストレッチ体操

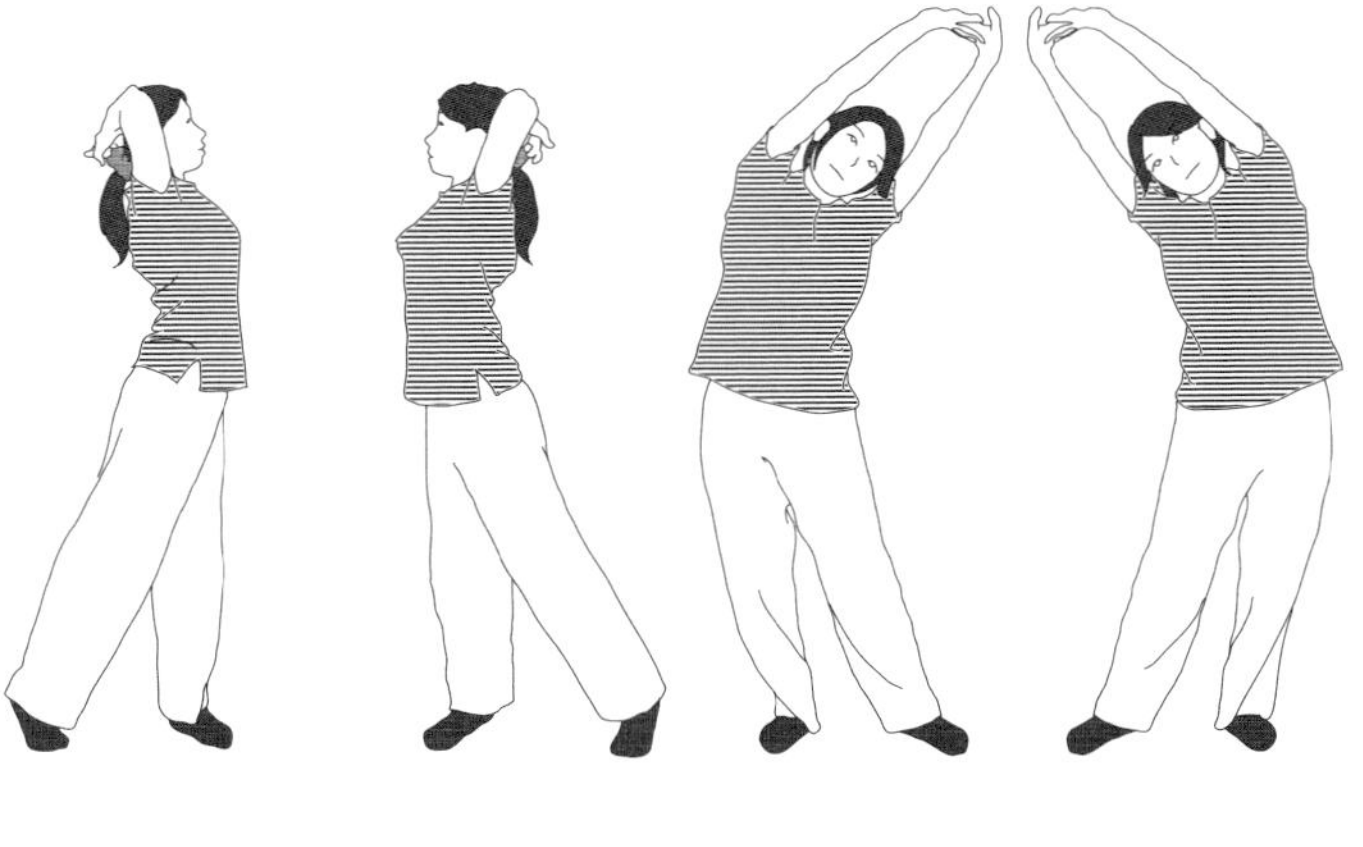

午後11時には切り上げてください。パソコンを離れても、就寝までに就寝の準備、明日の準備のために最低1時間はかかるでしょう。これは厳守してください。

(4) 入浴について

入浴は就寝1時間前までに済ませておきましょう。

起立性調節障害の人は、なぜかわかりませんが、夜遅くに、しかも熱い湯の風呂に入りたがります。これは若い女性ではよくみられる傾向かもしれません。ぬるめの入浴は、自律神経のうち副交感神経を活性化させ、身体を癒す作用があります。冷え性タイプの起立性調節障害の人は、熱い温度の湯が大好きです。しかし、これでは逆に交感神経が活性化してしまい、入浴後すぐには寝つけません。ぬるめの湯に入って、身体が冷えないうちに、就寝するのがよいでしょう。

また、湯船にしばらく浸かってから上がるときには、たびたび立ちくらみを起こします。湯船に浸かっているときは、水圧によって体中の血液が心臓や頭に集まります。急に湯船から上がると、その血液が下半身に急激に移動しますので、脳の血流が足りなくなり、立ちくらみや脳貧血が起こるのです。湯船から上がるときには、頭を下げたままにしましょう。その他、水分摂取、生活リズム、運動については、『改訂 起立性調節障害の子どもの正しい理解と対応』90頁～を参考にしてください。

専門学校・大学進学や就職について

高校卒業後の新しい環境（大学や就職）に入っていく起立性調節障害の子どもたちには、ぜひ、人生を成功してもらいたいと、心から願っています。そのためにも、日常生活のコツから、その人にとって最適な就職・就労や、さらには「心のもち方」という奥深い思想を含め、幅広いさまざまな視点からお話ししたいと考えています。

ここでは高校卒業以後の将来に向かって心がけておく大切なことについて、２つだけ述べます。

自分なりの「日常活動キャパシティ」を発見しよう

前書のQ＆Aで述べましたが、「起立性調節障害は、ある時期から完全に治って無症状になることもあれば、成人しても症状が残る場合もあります」（『改訂　起立性調節障害の子どもの正しい理解と対応』129頁）とあるように、中等症〜重症では、成人期になっても症状が残る場合があります。完全に治っていると思っていても、何日間も連続して体力的・精神的に無理を重ねて疲労をためたり、急に激しい運動トレーニングをやり始めたりすると、そのしわ寄せが来て、その後、何日間も起き上がれないほど疲れてしまいます。このときに、「いつになったら私の身体は治るの！」とやけを起こしてはいけません。自分の身体の特性は受け入れるしかないのです。

人間の肉体というものは、たとえてみると、レンタカーに似たところがあります。肉体はもともと自分が作ったものではありません。そして自分の意志や考えである程度よりよく変えることもできますが、どうにもならない部分もあります。日本車を借りたかったのに、アメ車を借りてしまったなら、アメ車を乗りこなさないといけません。乗っている間に車が故障したら、専門家に修理してもらわなければなりません。そして調子が悪くならないように、日頃から手入れをしておく必要があります。アメ車にはアメ車の特性がありますから、それを心得たうえで故障しないように使わないといけないのです。

皆さんも車の話なら理解しやすいのですが、こと自分の身体となると、無頓着になるのです。それではいけません。メタボリック症候群は、肥満や高血圧のもととなるので、過食とならないような注意が必要ですし、逆に低血圧や起立性調節障害の人は、規則正しくしっかり食事を摂る、また日頃から、自分の体力の限界を考えながら仕事や勉強を計画しておくことが大切なのです。私たちの肉体は、自分の考えではどうにもならないところがあり、その意味ではレンタカーに似ています。身体の具合が悪いからといって肉体というレンタカーを恨むのではなく、毎日の生活でどのような使い方をしたらいいのか、キャパシティをよく知っておきましょう。参考までに、日常活動のキャパシティを知るためのチェックリストを作りました。利用してください。

□ 授業や仕事と休憩の取り方を知っている（例・仕事1時間に対して10分小休憩を取ると、無理なく仕事が継続できる、など）。

□ 体調不良のときの対処方法を知っている（急に気分が悪くなり、失神しそうになったら横になる、体調の悪いときには、頭を下げて立ち上がる、急に起き上がらない、など[注1]）。

□ 体調が改善するアフターファイブの過ごし方を知っている（例・スポーツクラブに週2回通い、30分運動をするのが自分にとって最適だ、など）。

□ 自分に合ったアルコールの適量、時間帯や場所を知っている（例・会社帰りに飲むと帰宅途中で気分不良になる、など[注2]）。

□ どのような工夫をしたら、睡眠の質がよくなるか知っている（例・就寝前1時間のタイムスケジュール（15分間で明日の準備、15分間ストレッチ体操、5分間歯磨き、15分間読書、10分間の瞑想や祈り）を決めておくほうが、自分には合っている、など）。

□ 運動をした日としない日では、入眠にかかる時間が何分くらい違うかを知っている。

［注2］　成人になり、アルコールを少々たしなむのは悪いことではありません。ただし、アルコールは血管を広げて血圧を下げるため、自分の適量を知っておくことが大切です。また飛行機に乗っている最中は、ふだんよりも酔いが回りやすく血圧も下がりやすいので、アルコールは控えてください。

日常活動キャパシティ　チェックリスト

これらの項目について十分に知っているほど日常活動性を増やすことができます。

□ 起床時刻と就寝時刻の関係性を知っている（例・夜 11 時に就寝すれば、朝７時には起床できるが、夜 12 時に就寝すると、朝９時にしか起床できない、など）。

□ 食事の摂取量や食事の時刻による体調の変化を知っている（例えば、朝食をしっかり摂ったほうが体調はよいか、軽い朝食のほうがよいか。朝にどれほどの水分を摂ったら体調が回復するか、夕食の時刻は午後６時、または午後８時のいずれのほうが、翌朝の体調がよいか。これは人によって違います）。

□ 服薬時刻は、医師からの指示には「朝起床時」「夕食後」などと記載があるが、何時に服用するのが最も効き目がよいのか、自分が知っている。

□ 通勤・通学電車では、どのような姿勢で立っていると負担が少ないかを知っている（何か作業しているほうが、通勤は楽か？例えば、単語などを記憶しているほうが脳血流が増えて楽になる、音楽を聴いているほうが楽になる、など）。

［注 1］『改訂 起立性調節障害の子どもの正しい理解と対応』にも書きましたが、身体を横にした状態から起き上がる、あるいは、長時間の座位から立ち上がるときには、急激に脳血流が低下することがあり、それが気分不良、頭痛、失神の原因になることがあります。また、歯科治療時など、長時間座位の姿勢を取っていて、急に立ち上がったりしても失神することがあります。最近、歯科治療は身体を横にして治療するようになりましたが、急に治療台を起こされたり、立ったりすると脳血流が下がります。治療開始前に、担当歯科医に、ゆっくりと操作してもらうようにお願いしておきましょう。

なお、このチェックリストには掲載していませんが、親元を離れて一人住まいをするのかは、十分に考えてください。

親と一緒に住んでいると、朝に起きづらいときにも起こしてくれたり、朝食を作ってくれたりします。夜遅く帰っても食事を作って待っていてくれます。しかし、一人住まいでは、全部自分でしないといけません。これまでしたことがない家事、例えば、食事の支度も自分でする必要があります。何をするにつけても、自分1人では、とても時間がかかり、体力を消耗します。体力的に無理かな、と思う場合には親元から通うことも考えてください。

コラム

マルファン症候群について

マルファン症候群という病気があります。これは、結合組織という身体の細胞や臓器を結合させる組織が障害される病気で、心臓や血管、目、骨格などに症状が現れます。結合組織には、皆さんがよくご存じのコラーゲンが多く含まれているのですが、細胞外基質の異常から結合組織が脆弱となり、弾力性を減少させ、大動脈や網膜、硬膜、骨の形成等に異常が起こります。

特に問題となるのが、心臓や大血管の病気で、大動脈弁閉鎖不全症（心臓弁膜症）、僧帽弁逸脱症、大動脈瘤です。また水晶体亜脱臼という目の病気にもなりやすいのです。

マルファン症候群の人たちは、手足が非常に長いという特徴があります。指も長くて格好がよく、長身でひょろっとしていて、いわゆるモデル体型です。起立性調節障害のなかにもやせ型長身の人がいます。もし、自身の手足が長く、モデル体型だと思ったら、一度、専門機関を受診してください。心臓のエコーの検査などをして、早め早めの対応をしておくとよいでしょう。

自分にとって一番やりたい職種は何かを考え、それを目指そう

近年、就職活動で苦労する若者は少なくありません。100社以上も面接に行っても就職が決まらなかったという話も聞きます。また、やっと決まった会社に就職したものの、自分のイメージしていた職種と全然違った、などの理由ですぐに辞めてしまう人も少なくないようです。自分の職場がなかなか決まらないことの良いか悪いかは横に置くとして、ある程度健康な若者が、大学卒業あたりの年齢まで、自分の「目指したい職種」がわからないという人は、大人として自分の人生について十分に考えたとはいえないでしょう。自己責任を果たしていないといわれても仕方ありません。

「職種」とは、職業上の種類です。一方、「職業」とは、生計を維持するために、人が日常従事する仕事であり、両者は少し異なります。やりたい職種があっても、実際の職業が若干異なることはあります。例えば、商社マンという職業でありながら、歌手をしている人もあり、あるいは、タレントを目指しながら、生活のために法律事務所でアルバイトをする人などもいるからです。

職種とは、自分が一生涯続けていく仕事であり、自分の人生時間の大半を費やす重要

な部分です。つまり、自分の人生にとって最も重要な価値を占めるものなのです。しかし、この最重要事項、「自分の職種は何が一番最高なのか？」という質問には、誰も答えてくれません。この答えは、実は自分しか知らないのです。

職種を含めて、自分の人生について深く考えない若い人が非常に増えました。約10年前（二〇〇六（平成一八）年）に文部科学省は、『小学校・中学校・高等学校　キャリア教育推進の手引――児童生徒一人一人の勤労観、職業観を育てるために――』を発行したのですから、国も危機感をもっているのでしょう。実際に、学校で職業訓練などの授業を取り入れています。

地方では、高校卒業後に就職する生徒が多いので、教師も生徒の就職活動にかなり必死なようです。しかし、都心部の学校現場はそうではありません。前述の手引のなかにも、学校現場には文部科学省の意図が十分に伝わっていないと書かれているくらいです。今から30～40年前の教師は「自分は何のために生まれたのか、自分は将来どう生きるべきか、真剣に考えろ」と言ってくれたものですが、今の教師はそのようなことをあまり言いません。

この最大にして最高に価値ある課題をほったらかしにしてはいけません。特に起立性調節障害がある人の約40％は、成人しても症状が残るという研究報告[7][8]があります。就労する年齢になっても、朝は身体がだるいのです。そのだるい身体を引きずって、朝早く職場に行くことになるのです。自ら選んだやりたい職種であれば、耐えられるでしょう。しかし、あまり深く考えずに就いた職種であれば、耐え切れないのが現実です。

前述したように、身体が健康な人でも就職活動は厳しく、就職しても仕事に耐えられず会社を辞めてしまう時代です。厳しい状況であっても、身体がだるくても、それを克服できるような「やりたい職種」を早い時期から考えていく、これはとても重要なキーポイントなのです。

まだ若いうちは何がやりたいのかわからないかもしれません。しかし、中学時代、高校時代をとおして真剣に考え、その関連領域の情報を集め、関連書籍を読み続けることなどが大切です。そのような努力をした人と怠った人では、成人してから大きな差になってきます。

もし、やりたい職種が思いつかない場合、偉人伝などを何冊か読むことをお勧めします。歴史上で偉人と呼ばれる人たちは、既存の職種に満足で

---

(7) 鈴木幸雄・内山聖「起立性調節障害（O.D.）の長期予後」『自律神経』24(6)：513-517, 1987

(8) 藤井由里・石崎優子・谷内昇一郎・木野稔・小林陽之助「起立性調節障害児の長期予後に関する調査」『小児科臨床』57(5)：1029-1032, 2004

きずに新しい仕事を創造していきました。

例えば、松下電気器具製作所（現・パナソニック）を起こした松下幸之助がそうでした。トヨタグループの創業者の豊田佐吉もしかりです。幕末に活躍した坂本龍馬も既存の職種にこだわらず、やりたいことをやったのです。〝自分には無理だ〟と思わずに、新しいことに勇気をもって挑戦してもらいたいと思います。

これからの100年に私たちがどのような新しい時代を築いていくのか、そのなかに目指すべき職種も現れてくるでしょう。だるさを吹き飛ばすような楽しいアイデアを考えましょう。

結婚・出産・子育て

子どもから大人への自律神経機能の変化

起立性調節障害の子どもが成長し、結婚して家庭を築いていく頃には、心身ともに回復し、充実した生活を送れるようになってきます。起立性調節障害のためにかつての担当医である小児科医や医療機関を受診することはほとんどなくなってきます。偶然に街角で出会ったりすると、その立派になった姿には頼もしさを感じ、かつての担当医としてとてもうれしく思います。成人になっても約4割の人に起立性調節障害の症状が残存するという研究報告がありますが、通常は日常生活に差し障りがない程度に回復します。

その理由を、身体と心の両面から考えてみましょう。

１つは身体の面です。成人になると自律神経の機能がバランスよくなるという理由があります。循環調節を司る自律神経系は年齢とともに大きく変化します。幼児期には副交感神経優位状態といって副交感神経の活動性が交感神経活動よりも高くなっています⑼。それが年齢が上がるにつれて交感神経活動が活発化して、思春期を終わる頃には交感神経と副交感神経のバランスが平衡状態になると考えられます⑽。すなわち、思春期前から思春期を終える頃までは副交感神経優位状態であり、低血圧を起こしやすく起立性調節障害の起こりやすい素地があるのです。

さて、思春期から身体が急に大きくなります。食欲が増進し、食事摂取量が増えます。運動量も増えます。この両因子は交感神経を活性化させるのです。そして中年期以後では、副交感神経活動が低下して交感神経優位となり、高血圧や動脈硬化、高血糖など、メタボリック症候群にみられるような疾患を増加させます。したがって、思春期か

⑼　田中英高・小西和孝・美濃真「小児の心臓自律神経活動について」『自律神経』27：46-51, 1990

⑽　Tanaka H・Borres M・Thulesius O・Tamai H・Ericson MO・Lindblad LE：Blood pressure and cardiovascular autonomic function in healthy children and adolescents. *J Pediatr*；137：63-67, 2000

らは交感神経優位になりすぎないようにしっかりと睡眠時間を取って副交感神経も活性化する必要があります。

成人期に生ずる起立性調節障害や自律神経失調症では、副交感神経活動と交感神経活動のバランスがよくない、といわれることがありますが、このような年齢的な変化を考えると理解しやすくなります。特に女性では、成人になっても年齢不相応な副交感神経優位が続いたり、あるいは、逆にそれが低下し過ぎて交感神経優位になることがあり、さまざまな自律神経症状が出ると考えられます。しかし、自律神経自体が壊廃しているわけではないので生命に別状はありません（一方、自律神経線維自体が損傷を受ける糖尿病性自律神経障害では副交感神経も交感神経も働かず、生体にかかったストレスに反応できないために生命的な危険すら起こってきます）。

もう1つは、精神面での成長があげられます。思春期という心の激動期には、自分のこと、家族のこと、他人のこと、恋愛など、さまざまな人間関係で心が揺れます。また将来の方向性も決めなければならない時期で、悩みの多い時期でもあります。しかし、悩むということ自体が、悩みを自分で処理するトレーニングをしているわけで、その人なりにストレス対処（専門的にはコーピングといいます）能力が高まっていきます。起立性調節障害が悪化する思春期には、それを毎日、心のなかでトレーニングしているわけです。その時期をうまく乗り越えて大人になったときには、コーピング能力も高まり精神的にグッと成長します。このような精神的な成長は自律神経によい影響を与えるので、起立性調節障害も改善するのです。

このような理由から、大人になって起立性調節障害の症状が残らないように、バランスのよい食品でしっかり栄養を摂り、無理のない運動を毎日実行し、交感神経系を活性化し、夜は十分な睡眠を取って副交感神経を活性化することで、自律神経のバランスを保つように心がけてください。

妊娠

女性では妊娠、出産というストレスが身体に強くかかります。そのストレスに対して、通常は自律神経がうまく対応してくれるのですが、起立性調節障害の女性では、バランスが崩れやすいのです。副交感神経優位にバランスを崩すのか、交感神経優位にバランスを崩すのか、それは人によってさまざまです。

妊娠中には、健康な女性でもさまざまな異常が起こったり、疾患にかかることがあります。子宮外妊娠、悪阻《つわり》、妊娠高血圧症候群（妊娠中毒症）、不正出血、前置胎盤、子《し》癇《かん》など、数えあげれば切りがありませんが、起立性調節障害の女性ではいずれの発症率も健康な人と同等です。

妊娠初期には、突然、身体のなかに遺伝子の異なる生物が宿るのですから、免疫系が乱れます。交感神経系を賦活させて必死に身体を対応させようとします。いわゆる「悪阻」としてさまざまな症状が現れます。起立性調節障害でなくても大変につらいものです。なぜこうなるの？　などと思うでしょうが、1～2か月間の辛抱です。

その時期を過ぎて妊娠中期になると、自律神経系は安定してきます。赤ちゃんがお腹にいるために食欲が増進します。食べる量も飲む量も増えてきます。循環血漿量が増加し、血圧がだんだんと上昇してきます。子宮が大きくなり、骨盤から腹部にせりあがり、胃や腸の内臓が押し上げられる時期になれば、起立時の内臓への血液貯留が改善され、通常、起立時の起立性調節障害の症状も改善するようです。

知らない間に、お腹や胸のあちこちに脂肪がついて、体重も10kgほど増えると、身体を動かすのがつらくなりますが、体調はかなりよくなってきます。さて、赤ちゃんが動くようになると、「母親になるんだわ」という幸福感が高まり、出産後の生活に思いをはせると精神的にも充実してきます。

ところで、就労している女性はこの時期にあまり無理をしないほうがよいでしょう。出産前後に産休で長期にわたり不在にするので、無理に仕事を詰め込んでしまいがちですが、起立性調節障害の女性では、無理は利きません。前述したように自分の体力のキャパシティ内での仕事量を減らしてください。

妊娠後期に入れば、次のような注意が必要です。子宮が骨盤内に降りてくるので大腿静脈を圧迫してしまうことがあります。そのために、心臓に還流する足からの静脈血量が減少し、心拍出量が低下して低血圧を起こします。長い立ち仕事をする女性では、この危険性があります。ふらついたりしたら、身体を横にして大腿静脈の圧迫を取るようにしましょう。

出産・子育て

出産のつらさや危険性も平均的な女性とほとんど同じと考えてよいでしょう。出産に関するさまざまな危険、例えば、出血多量、子癇などの発症率は、起立性調節障害以外の基礎疾患がなければ、高くはありません。安心して出産に臨まれたらよいでしょう。赤ちゃんが先天性の病気をもって生まれてくる確率も平均的な女性と同じでしょう。

産後の肥立ちについても母子とも平均的でしょう。母親になると、妊娠前よりも体重が増えて、体力も優ってきていると思われます。精神的にも自信がついてもう立派な大人です。あとはしっかりと子育てをしてください。起立性調節障害が大きな障害になることはありません。子育てにも支障はないでしょう。私が知っているケースでも子どもを3人も4人も産んで立派に育てて仕事をしている人もいます。

これに関連した注意点をあげましょう。

・通常の日常生活の注意（『改訂　起立性調節障害の子どもの正しい理解と対応』88頁～）は必要です。

・赤ちゃんに母乳を与えなければなりません。より十分な水分摂取とバランスのよい食事摂取が必要です。最近はアトピー性疾患のある人が多くなり、母乳を与える場合、母親の食事制限がなされることがあります。しかし、本症にアトピー性疾患が起こりやすいということはありません。すでにアトピー性疾患と診断されている人以外は心配ありません。

・子育ては何かにつけて大変です。どうしても誰かに助けてほしい、人手がほしいと思ってしまいます。子育て中の親なら誰でもそうです。体力がもともとない起立性調節障害の女性では、もっとつらいかも知れません。そのときには配偶者に相談して、手伝ってもらいましょう。もし、起立性調節障害を配偶者がよく理解できない場合には、前書と本書がご自身の強い味方になるでしょう。

・起立性調節障害の症状をよく知っている、ご自身の両親に応援してもらうことも勧めます。ただ、あまり頼り過ぎないようにしましょう。頼り過ぎるとご自身のせっかくの成長の機会が妨げられるかもしれません。その一方で、お姑さん、お舅さんがおられたら起立性調節障害について理解してもらい、援助をお願いすることも大切です。心からお願いすれば、きっと協力してくれるでしょう。

第6章　素晴らしく生きる

本書では、起立性調節障害を思春期前後に発症した子どもたちが、高校進学・高校卒業、専門学校・大学進学・大学卒業、就職といった将来に進んでいくときに、どうすれば成功するのか、私が重要だと実感しているポイントについて述べてきました。

全編を読んでご理解いただけたかと思いますが、起立性調節障害で不登校やひきこもりになっても、正しい考え方をしっかりもっていれば、必ず成功するのだ、ということを私は言いたいのです。

その考え方とは何か。一言でいうなら、『人生は一冊の問題集』という考えに集約されると思います。人は皆、自らの成長のために問題集を携えてこの世に生まれてくる、そしてその問題集は努力によって必ず解ける、という考え方です。

人には、その人その人に人生の難問があります。その難問とは親子関係や兄弟姉妹関係の問題かもしれません。

自分の病気、あるいは家族の難病かもしれません。

あたかも自分1人だけが苦しみのなかにあり、耐えられない程の逆境にある、自分ほど不幸な人間はこの世にはいない、と思うかもしれません。

その苦しみは、もう１週間続いているかもしれません。いや、もう１か月、あるいは１年でしょうか。

人によっては、生まれてからこの方、ずっと苦しみを背負ってきた、という方もおられることでしょう。

しかし、私は、「その苦しみはあなたにとって決して無駄ではない」と信じています。

苦しみが１週間続けば、あなたは１週間の困難に耐えられる人になったのです。

苦しみが１年続けば、１年の艱難辛苦《かんなんしんく》をもちこたえる根性のある人になったのです。

１か月や２か月くらいの苦しみなど、平気でやり過ごせる人に成長したということです。

苦しみを軽々と背負って、堂々としている立派な人になったということです。

そのようになった人というのは、自分の苦しみだけでなく、他人の苦しみを理解してあげられる人になっているでしょう。

なぜなら、相手の苦しみが手に取るようにわかるからです。

他人の苦しみを理解できるという行為は、その苦しみを一緒に背負ってあげている、ということにほかなりません。

知らず知らずのうちに、優しい人、愛ある人、に変化しているのです。

他人の苦しみを理解でき、わかち合えるという行為は、人として非常に尊いものです。人に対して優しく、愛の心をもって接した、ということと同義です。

苦しみのなかにある人、不幸のどん底にある人に、手をさしのべるということは、動物では人間だけに備わっている本性です。

このすばらしい本性、愛の心といえるものが、仏や神なら言わずもがな、実は人の心にも備わっているのです。

それが自らの苦しみを乗り越えることによって、さらに大きくなっていくのです。

すべての人々は目に見えない心の絆でつながっているといわれています。

その心の絆は、網の目のようにすべての人と人を結びつけています。

そしてそれは、神仏へつながっている、といわれています。

人々の心は根っこがつながっているというのはそういうことなのです。

人と人が苦しみをわかち合い、喜びをともにするときに、その絆は太くなり、心がしっかりと結ばれていきます。

それを体験した人は、心の絆がはるか向こうの神仏にまで永遠につながっている幸福感を感じることでしょう。

与える愛の喜びに満たされるでしょう。

今、起立性調節障害で学校に行けない子ども、そしてその両親は、苦しみの渦中にあるでしょう。

つらいでしょう。

その気持ちは痛いほど、よくわかります。

しかし、嘆くことはありません。

苦しみを単なる苦痛ととらえないでください。

お話ししたように、『人生は一冊の問題集』です。

ひと回り大きな自分になるための訓練中なのだ、と前向きに進んでください。

自分の苦しみを乗り越えて、愛の心で他人の苦しみに手をさしのべるとき、必ず、明るい未来がやってきます。
これが『素晴らしく生きる』ということだと思います。

巻末資料

起立性調節障害とはどのような疾患か

(1) 子どもの不定愁訴

頭痛や腹痛、立ちくらみ、身体のだるさ、朝が起きられないなどの症状で、小児科を訪れる子どもは少なくありません。診察や血液検査をしても異常が見つからないことがあります。このような病状を「不定愁訴」と呼びますが、そんな子どもたちが、30年ぐらい前から、小児科外来を数多く受診するようになりました。学校の教師に聞きますと、保健室にも不定愁訴をもった子どもがたくさん来室するといいます。

〝なぜこんなに多いのかな?〟と考えていた頃、1992年から約2年間、私はスウェーデンに在住中で起立性低血圧の国際的な権威であるオラブ・トレシウス博士のもとに留学する機会を得ました。そしてスウェーデンの小児専門医、ボレス博士とともに、日本とスウェーデンの子どもの健康度を比較しました。調査は公立小中学生、全体で約1500人を対象にしました。その結果、驚いたことに、日本の子どもはスウェーデンの子どもと比較して、腹痛、立ちくらみ、身体のだるさはいずれも2倍以上、朝起き不良は5倍も多く存在しました。

日本の子どもたちの身体には不定愁訴を起こすような異変があるのかもしれません。過去の厚生労働省研究班の調査(「子ども家庭総合研究平成11年度」(奥野班))では、不定愁訴のある思春期の子どもの約7割が起立性調節障害だと報告されています。私たちの調査でも、スウェーデンよりも日本の子どもに起立性調節障害が多く、また、起立性調節障害を起こしやすいような自律神経の特性のあることが証明されています。

(2) 起立性調節障害の病態

人は起立すると、重力によって血液が下半身に貯留し、その結果、血圧が低下します。これを防ぐために、自律神経系の主役の1つである「交感神経」が興奮し、その終末部からノルアドレナリンという物質を分泌させて、全身の血管を収縮させ血圧を維持します。一方、自律神経系のもう1つの主役である「副交感神経」の活動が低下し、心臓の拍動が増加し心拍出量を上げ、血圧を維持するように働きます。

起立性調節障害では交感神経活動が低下しているので、この代償機構が破綻して血圧は低下し、脳血流や全身への血行が維持されなくなります。そのため、立ちくらみやふらつきが起こってきます。血液による酸素や栄養の供給量が少ないので、疲れやすく疲労からの回復が遅れます。さらに脳血流が悪いために、思考力は低下し、集中力もなくなってきます。人によってはこれを代償しようとして頻脈になり、少しの運動をしたり起立しているだけでもひどい動悸や息切れを起こすようになり、とても身体がつらく感じます。身体を横にすると全身への血流が回復するため、このような症状が軽減し身体が楽になります。起立性調節障害の子どもが、ゴロゴロと横になることが多いのはこのためです。起立性調節障害のなかには、交感神経活動が過剰に高くなってこのような状態になる場合もあります。

起立性調節障害でもう1つ特徴的な症状があります。自律神経の活動性には24時間周期の日内リズム（概日《がいじつ》リズム）があります。例えば、人は早朝になると交感神経活動が増えて身体を活性化し、夜には副交感神経活動が高まり身体の機能を抑制し、休養させます。ところが起立性調節障害では、午前中に交感神経が活性化せず、5〜6時間以上も後ろにずれている場合があります。その結果、朝に身体が休止しているような状態になります。その一方で、深夜になっても交感神経の活動状態が持続するので、夜は身体が元気になり、寝つきが悪くなります。一見、夜更かしの朝寝坊で、ずぼらな怠け者のように見えてしまいます。しかし、「怠け」ではなく、自律神経系の日内リズムが後方にずれているために起こる現象です。起立性調節障害の子どもたちに対応する際に、このような特徴は十分理解しておかなければなりません。

(3) 起立性調節障害の診断

診断には、臥位《がい》から起立したときの血圧・脈拍変動を測定します。従来は、「シェロング起立試験」が行われていました。この試験では、臥位10分後と、起立10分後の血圧と脈拍を比較します。もし、収縮期血圧が21mmHg以上低下した場合、異常と判定します。しかし、シェロング起立試験は検査法の診断精度が高くなく、異常を見逃したり、正常者が異常と判定されることがわかっていました。

最近、信頼性の高い検査方法が日本小児心身医学会ガイドラインで推奨されています。これは新起立試験法といいますが、これによって、4種類の異常が見つかりました。以下に簡単に述べます。なお、検査方法の詳細は、拙著『改訂 起立性調節障害の子どもの正しい理解と対応』(中央法規、二〇一七、34頁〜)を参考にしてください。

① 起立直後性低血圧 (instantaneous orthostatic hypotension、INOH)

健常者では能動的に起立したとき、一過性の血圧低下を認め(図7A、矢印)、ただちに回復します。本タイプにおいては、その血圧低下が大きく、血圧回復が遅れます(25秒以上ま

図7
日本小児心身医学会　小児起立性調節障害診断・治療ガイドラインによる起立性調節障害のサブタイプ

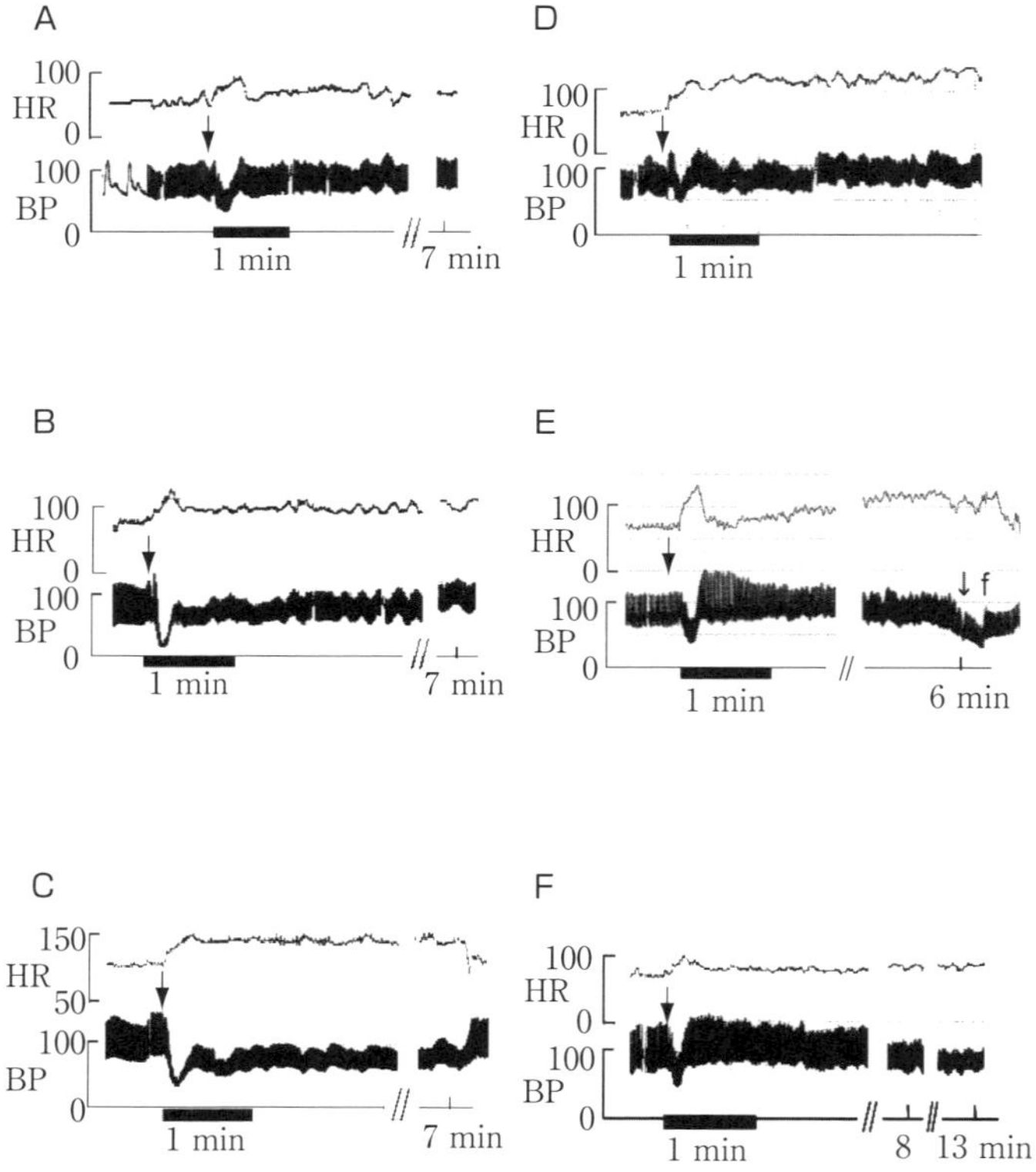

たは、20秒以上でも血圧低下が前値の60％以上）。脳血流が低下し、脳機能低下や身体症状を起こします。重症型（図7C）と軽症型（図7B）があり、重症型は起立後の収縮期血圧の低下（前値の15％以上、あるいは20㎜Hg以上）が持続し、軽症型は徐々に血圧が回復します。このタイプでは、臥位や座位から立ち上がった直後に、立ちくらみやめまいを起こします。特に起床時、高温の環境、入浴後の状況では起こりやすくなります。さらに血圧低下が強ければ気分不良、失神を生じます。その他に、全身倦怠感、朝起き不良、入眠困難などの症状もみられます。

② 体位性頻脈症候群（postural tachycardia syndrome、POTS、図7D）

起立中に血圧低下を伴わず、著しい心拍増加を起こします（起立3分以後の心拍数が115／分以上、または、心拍数増加が35／分以上）。全身倦怠、頭痛、ふらつきなどの症状があります。頻度は起立直後性低血圧についで多いとされています。

③ 血管迷走神経性失神（vasovagal syncope、VVS、図7E）

起立中に突然の血圧低下と、意識低下や意識消失（いわゆる脳貧血）を起こします。顔面蒼白、冷や汗、徐脈を伴うことも珍しくありません。まれにけいれん発作を伴います。前述の起立直後性低血圧や体位性頻脈症候群を伴って発症することもあります。

④ **遷延性起立性低血圧**（delayed orthostatic hypotension、delayed OH、図7F）

起立後しばらくして（3～4分後）20mmHg以上の収縮期血圧の低下（または15％以上の低下）を生じて、動悸、冷や汗、気分不良を起こします。比較的まれなタイプです。

(4) 起立性調節障害に対しては心理社会面からの配慮も重要

起立性調節障害の子どもは身体の異常に加えて、心理社会的問題を抱えていることが少なくありません。というのも、幼少時から気配り型の性格で優秀ないわゆる「お利口さん」の子どもが多いのです。自分の感情を抑制し、周囲の人たちの期待に合致した行動を取ろうとします。このような性格特性を、専門的には「過剰適応」と呼びます。家庭内や学校などの集団生活でも、自己を抑圧し、子どもとして自然な欲求が満たされず、思春期に至って内的な葛藤を引き起こしていると考えられています。そのような心理的葛藤は、一方では、自律神経系に悪影響を与えて起立性調節障害を悪化させ、他方では、精神的な問題を引き起こしてきます。その証拠に日常生活に支障をきたしている中等症以上の起立性調節障害の子どもの約半数が神経症的登校拒否（いわゆる不登校）を併発しています。したがって、起立性調節障害に対しては、身体と心の両面からアプローチしていく必要があります。すなわち、不定愁訴をもつ子どもに対しては、起立性調節障害か、不登校か、という紋切り型に考えるのではなく、身体的な異常に注目することに加えて、さまざまな心の葛藤に苦しんでいるかもしれないという思いをもって、寄り添ったかかわりが望まれるのです。

(5) 起立性調節障害の治療

治療にはいくつかのステップがあり、子どもの重症度に合わせてそれらのステップを組み合わせて行います。

第1ステップは、疾患特性を十分に学び、理解することです。そして、「起立性調節障害は、身体的にはっきりとした異常があり、怠けているのではない」ということを、保護者や学校関係者が十分に知ることが大切です。これによって起立性調節障害治療への第一歩が踏み出せます。知らなければ、いつまでも、怠けや根性なし、という考えで接するために、治療が受けられないままになってしまいます。

第2ステップは、日常生活上の注意です。すなわち、塩分摂取は1日10～12g、水分は少なくても1日1.5リットル摂取するようにします。これらは身体の循環血漿量を増やし、血圧・脈拍を正常化するために必須です。また、早寝早起きなど規則正しい生活リズムの回復や、運動療法（重症でも負担のない程度の散歩を毎日実行）などを行います。

第3ステップは、学校との連携（教育・医療連携）です。学校の教師にも起立性調節障害について十分に理解を求め、詳細な医学的指導や管理について、保護者に担当医師と学校との連携を取ってもらいましょう。学校での医学的対応が不適切な場合、起立性調節障害が悪化してしまいます。必要があれば、担当医師に学校あての診断書を作成してもらうことを勧めます。

第4ステップは薬物療法です。日本小児心身医学会ガイドラインでは、第1選択薬は昇圧剤のミドドリンです。頭痛薬のように、服薬後、短時間での回復は望めません。担当医師の指示に従って、焦らず取り組んでください。薬物療法以外に、腹部バンドや圧迫ソックスなどの下半身圧迫装具は、下半身の無駄な血液貯留を防ぎ症状軽減に役立ちます（なお、腹部バンドについては、特別なものはまだ市販されていません）。

第5ステップは、環境調整です。もし子ども本人に、心理社会的ストレスの心当たりがあり、それが解決できそうならば、その解決を進めましょう。しかし、短時間での解決が無理ならば、解決するまでゆっくり待つ、という方法を取るほうが得策です。本人の心が回復するまで、保護者も学校関係者もゆっくり見守ってあげるという姿勢が大切です。ただし、本人が心を打ち明ければ正面から取り組んでいきましょう。そのためには、いつも子どもを見守るという気持ちが何よりも大切です。

第6ステップは心理療法です。心理療法には数多くの技法がありますが、起立性調節障害に対して直接的な効果はありません。しかし、不安が強い場合で本人が希望するなら、カウンセリングや認知行動療法によって不安を軽減する効果が期待できます。

なお、より詳細なことを知りたい場合には、『改訂 起立性調節障害の子どもの正しい理解と対応』をお読みいただくか、http://www.inphs-od.com/ にアクセスしてください。

おわりに

本書の初版を出版したときに私が一番訴えたかったことは、高校進学を控えた起立性調節障害の子どもは、病状に応じた学校生活を送ることができる学校を選ぶ必要がありますよ、ということでした。

今から30年前は高校の選択肢が少なく、昼間に仕事をしている人が夜間高校に通う以外は、全日制高校に進学するのが当たり前でした。当然、筆者の患者さんもほとんどが全日制高校に進学しました。その結果、高校入学後に無理がたたって登校できなくなったり、落ち込んでうつ病を発症するケースが後を絶ちませんでした。

その後、少しずつ通信制高校が増え始め、進学の選択肢が増えたのですが、起立性調節障害の子どもが高校進学以後にどのような経過をたどるのか、という研究報告や資料はありませんでした。したがって、本人も保護者も手探りか、あるいは、一か八かで高校を選択せざるを得ない状況が続きました。保護者の多くは「高校になったらもう少しよくなるかもしれない」と考え、子どもも「高校になったら気分一新して登校できるかもしれない」と楽観的に考えて、進学して失敗するケースが後を絶ちませんでした。

約15年前、私はこのような悲劇を少なくしたいと考え、子どもたちの高校進学後の状況について検討しよう、そしてどのような高校選択がベストなのか、アドバイスしたいと考えました。筆者が中心となり日本小児心身医学会で小児起立性調節障害診断・治療ガイドラインの作成に着手した頃です。その後の数年間で、本書の初版で述べたように100名の子どもたちの高校進学後の状況がわかり、その結果を踏まえてガイドラインには、「体力に見合った高校に進学した場合、第2~3学年になると90%程度が治ると考えられます」と記載することができたのです。このガイドラインの記述は、実は本書の初版のデータが根拠になっているのです。今でもこの記載は事実だと感じています。

本書の初版を読まれた方はおそらく数万人おられるでしょう。「このデータを知ってわが子の高校選択を間違わずにすみました」と喜ばれた保護者に数多くお会いしました。本書の初版が役立ったことを筆者として心からうれしく思います。この改訂版がより一層、お役に立てることを心から願っています。

田中英高

二〇一七年二月　改訂版発刊に際して

著者紹介

田中 英高（たなか・ひでたか）

OD低血圧クリニック田中院長

1980年　大阪医科大学卒業
1986年　同大学院修了、医学博士　同小児科助手
1992年　スウェーデン、リンショッピン大学客員研究員
　　　　トレシウス教授に師事
1994年　スウェーデン資格医学博士取得、大阪医科大学小児科講師
1997年　大阪医科大学小児科助教授
2008年　日本小児心身医学会理事長
2014年　OD低血圧クリニック田中院長

専門領域は、起立性調節障害、不登校などの心身症
日本小児心身医学会・小児起立性調節障害診断・治療ガイドライン作成班チーフ

【論文・著書】
・Treatment of orthostatic intolerance with inflatable abdominal band. Lancet, 1997.
・『起立性調節障害 小児臨床ピクシス 13』中山書店、2010年
・『起立性調節障害がよくわかる本――朝起きられない子どもの病気』講談社、2013年
・『小児心身医学会ガイドライン集――日常診療に活かす５つのガイドライン』改訂第２版、南江堂、2015年
・『改訂 起立性調節障害の子どもの正しい理解と対応』中央法規出版、2017年　等

改訂 起立性調節障害の子どもの日常生活サポートブック

2017年 3 月15日　初　版　発　行
2023年 9 月25日　初版第4刷発行

著　者………田中　英高

発行者………荘村　明彦

発行所………中央法規出版株式会社

〒110-0016　東京都台東区台東3-29-1　中央法規ビル
TEL 03-6387-3196
https://www.chuohoki.co.jp/

ブックデザイン………岡本　明

カバー・本文イラスト………sato

印刷・製本………西濃印刷株式会社

ISBN978-4-8058-5476-1
定価はカバーに表示してあります。